高等卫生职业教育“十三五”创新规划教材
供护理、助产专业用

精神科护理学

主　编　马文华

副主编　付广燕　惠亚娟

编　者（以姓氏笔画为序）

马文华（沧州医学高等专科学校）
方　映（贵州护理职业技术学院）
付广燕（吉林大学通化医药学院）
乔军伟（河套学院医学系）
李多琼（昆明卫生职业学院）
宋晓聪（沧州医学高等专科学校）（兼秘书）
张新烈（安徽滁州城市职业学院）
张树霞（沧州市人民医院）
胡　悦（安康职业技术学院）
惠亚娟（山东医学高等专科学校）
戴婉姝（商洛职业技术学院）

人民卫生出版社

图书在版编目（CIP）数据

精神科护理学 / 马文华主编 . —北京：人民卫生出版社，2020

ISBN 978-7-117-28590-2

Ⅰ.①精… Ⅱ.①马… Ⅲ.①精神病学 - 护理学 - 高等职业教育 - 教材 Ⅳ.①R473.74

中国版本图书馆 CIP 数据核字（2020）第 014100 号

人卫智网	**www.ipmph.com**	**医学教育、学术、考试、健康，购书智慧智能综合服务平台**
人卫官网	**www.pmph.com**	**人卫官方资讯发布平台**

版权所有，侵权必究！

精神科护理学

主　　编：马文华
出版发行：人民卫生出版社（中继线 010-59780011）
地　　址：北京市朝阳区潘家园南里 19 号
邮　　编：100021
E - mail：pmph @ pmph.com
购书热线：010-59787592　010-59787584　010-65264830
印　　刷：中农印务有限公司
经　　销：新华书店
开　　本：787 × 1092　1/16　　**印张**：12
字　　数：307 千字
版　　次：2020 年 2 月第 1 版　2023 年 9 月第 1 版第 9 次印刷
标准书号：ISBN 978-7-117-28590-2
定　　价：45.00 元
打击盗版举报电话：010-59787491　E-mail：WQ @ pmph.com
质量问题联系电话：010-59787234　E-mail：zhiliang @ pmph.com

出版说明

为贯彻落实《国务院关于加快发展现代职业教育的决定》《医药卫生中长期人才发展规划（2011—2020年）》《教育部关于全面提高高等职业教育教学质量的若干意见》等重要文件精神，满足护理学教育发展趋势的需要，服务健康中国对高素质护理人才培养的需求，适应信息技术手段的不断发展与创新，人民卫生出版社经过充分的调研论证，启动了护理、助产专业高等卫生职业教育创新规划教材的编写工作。

此次教材编写以习近平新时代中国特色社会主义思想为指引，坚持立德树人，对接新时代健康中国建设对护理、助产专业人才培养需求，严格执行教材质量控制体系，以"创新"与"共享"作为基本共识，以增强学生的创新精神和实践能力为教材编写工作的重点，汇聚全国各地70余所院校专家的智慧与力量，在教材体系设计、内容构建与形式上做了尝试：

1. 秉承"三基五性"　对医学生而言，院校学习阶段是一个打基础的过程。本套教材编写工作秉承人民卫生出版社教材建设"三基五性"优良传统，在基本知识、基本理论、基本技能三个方面进一步强化夯实医学生基础。整套教材从顶层设计到选材用材均强调思想性、科学性、先进性、启发性、适用性。

2. 注重人文实践　本套教材编写坚持以学生为本，以人的健康为中心，注重人文实践。围绕护理、助产专业人才培养目标，将知识、技能与情感、态度、价值观的培养有机结合，引导学生将教材中学到的理论、方法去观察病情、发现问题、解决问题。

3. 体现融合创新　当前以信息技术、人工智能和新材料等为代表的新一轮科技革命迅猛发展，包括护理学在内的多个学科呈深度交叉融合。本套教材的编写与时俱进，主动适应大数据、云计算和移动通讯等新技术新手段新方法在卫生健康和职业教育领域的广泛应用，体现卫生健康及职业教育与新技术的融合成果，创新教材呈献形式。本套教材除传统的纸质教材外，融合了丰富的数字资源，主题鲜明、内容实用、形式活泼，拉近学生与理论课和临床实践的距离。通过扫描教材中的二维码，线上与线下的联动，激发学生学习兴趣和求知欲。

本套教材共35种，预计于2019年6月前陆续出版，供高等卫生职业院校护理、助产专业师生使用。

高等卫生职业教育“十三五”创新规划教材评审委员会名单

主任委员　陈命家　李　莘

副主任委员　李保刚　才晓茹　李朝鹏　沈　军　朱艳平　乔学斌

委　　员（以姓氏笔画为序）

马晓飞　王权海　王明琼　乌建平　左　强
田维珍　朱秀珍　江桃桃　李俊华　李祖祥
宋丽华　张金来　林　梅　范双莉　金玉忠
宗大庆　查道德　祖淑梅　耿　杰　耿　磊
郭生春　郭永洪　黄芳艳　黄振元　曹聪云
章正福　雷献文　赫光中　熊安锋　黎　梅
黎逢保　潘长玲

高等卫生职业教育“十三五”创新规划教材 护理、助产专业目录

序号	教材名称	适用专业
1	人体形态与结构	护理、助产
2	生物化学	护理、助产
3	生理学	护理、助产
4	病原生物与免疫学	护理、助产
5	病理学与病理生理学	护理、助产
6	护用药理学	护理、助产
7	护理学导论	护理、助产
8	基础护理学	护理、助产
9	健康评估	护理、助产
10	内科护理学	护理、助产
11	外科护理学	护理、助产
12	妇产科护理学	护理
13	儿科护理学	护理、助产
14	精神科护理学	护理、助产
15	眼耳鼻咽喉口腔科护理学	护理、助产
16	急危重症护理学	护理、助产
17	传染病护理学	护理、助产
18	中医护理学	护理、助产
19	康复护理学基础	护理、助产
20	社区护理学	护理、助产
21	老年护理学	护理、助产
22	营养与膳食	护理、助产

续表

序号	教材名称	适用专业
23	护士人文修养	护理、助产
24	护理心理学基础	护理、助产
25	护理伦理与法律法规	护理、助产
26	护理礼仪与人际沟通	护理、助产
27	护理管理学基础	护理、助产
28	护理美学基础	护理、助产
29	护理综合实训	护理
30	妇科护理学	助产
31	助产学	助产
32	优生优育与母婴保健	助产
33	助产综合实训	助产
34	职业规划与创新创业就业指导	医药卫生类各专业
35	医护英语	医药卫生类各专业

数字内容编者名单

主　编　马文华　宋晓聪

副主编　惠亚娟　王亚娜　刘　丽

编　者（以姓氏笔画为序）

马文华（沧州医学高等专科学校）
方　映（贵州护理职业技术学院）
王亚娜（沧州医学高等专科学校）
付广燕（吉林大学通化医药学院）
乔军伟（河套学院医学系）
李多琼（昆明卫生职业学院）
刘　丽（沧州医学高等专科学校）
宋晓聪（沧州医学高等专科学校）
张新烈（安徽滁州城市职业学院）
张树霞（沧州市人民医院）
胡　悦（安康职业技术学院）
惠亚娟（山东医学高等专科学校）
戴婉姝（商洛职业技术学院）

前　　言

随着医学模式的改变、疾病谱的变化以及国家社会经济的快速发展，人们对临床护理工作提出了更高的要求。本教材为适应我国高等卫生职业院校护理、助产专业教育发展与改革需要，全面落实教育规划纲要，教材编写遵循三基（基础理论、基本知识、基本技能）和五性（思想性、科学性、实用性、启发性、创新性）的原则，融传授知识、培养能力、提高技能、提升素质为一体，重视培养学生的创新、获取信息及终生学习的能力。

全书共13章，课程编排由总论到各论，内容包括：精神科护理的发展史及工作内容与要求；精神障碍的基本知识；精神科护理的基本技能；精神障碍病人危机状态的防范与护理；器质性精神障碍病人的护理；精神活性物质所致精神障碍病人的护理；精神分裂症病人的护理；心境障碍病人的护理；神经症和癔症病人的护理；心理因素相关生理障碍病人的护理；儿童少年期精神障碍病人的护理；人格障碍病人的护理；精神障碍病人常用治疗与护理等。实训指导部分包含5个实训项目。

本教材有以下特点。第一，体现应用技能型人才培养的特点，突出职业技能的培养。第二，改革编写模式，将知识与现代化信息技术有机融合，读者扫二维码即可使用富媒体资源。在遵循基础知识“必须、够用”原则的同时，大量引用了案例，理论联系实际，突出了内容的实践性和可操作性。全书内容包括纸媒和富媒两部分，富媒包括每章的多媒体课件、微课、视频及目标测试等内容。每章均设置了学习目标、案例导学与分析、知识链接、目标测试等内容，集知识的学习、拓展、巩固，能力的培养与提高，技能的形成及素质的培养于一体。

本书在编写过程中，参考了有关学者的著作、学术论文和教材，在此向相关作者和单位表示衷心的感谢！

鉴于本教材编者水平有限，书中内容取舍不当，错漏之处在所难免，恳请各位同仁和广大师生提出宝贵意见，并给予批评指正。

马文华

2019年8月

目　录

第一章 绪 论

学习目标

1. 掌握精神、精神健康、精神障碍、精神疾病、精神科护理的概念；精神科护理人员的角色功能及素质要求。

2. 熟悉精神科护理的工作任务及特点。

3. 了解精神科护理学发展简史及发展趋势。

4. 能正确认识精神障碍及精神科护理的工作特点，明确精神科护理工作的任务及精神科护理人员的角色要求。

5. 具有培养良好的职业道德及精神科护理人员的专业素质的意识。

精神科护理学是以护理学为基础，对精神疾病进行防治的一门护理学。也是以临床精神病学为指导，研究如何对精神障碍病人实施特殊护理、康复指导、预防精神疾病的发生，促进个体精神健康的一门交叉性边缘学科。目前，精神障碍已成为威胁人类健康的杀手，精神科护理学也由单纯的症状学护理向预防保健、社会康复、提高生存质量和健康水平转变，故而学好精神科护理学具有重大的现实意义。

案例导学与思考

案例导学

病人，男，28岁。自幼与母亲相依为命。半年前因其母突然离世，出现精神异常，常卧床并侧耳倾听，说室外有人讲他坏话，并称警察要来逮捕他。病人为此愤愤不平，常向窗外回答说："我要和你们辩论，我太冤枉了"等。入院后开始怀疑有人要害他，并在自己房间录音和录像，监视自己的一举一动。住院期间病人拒绝吃饭，说饭里有毒，不吃药，说护士要害死他。

思考：

1. 找出此案例中护士需要扮演的角色。

2. 找出此案例中病人的症状。

第一节 概 述

一、精神

精神（psychology）又称心理，是人脑的功能，即客观事物在人脑中的反映。精神是通过精神活动表现出来的，是人的认知活动、情感活动及意志行为活动的总称。精神活动的物质基础是大脑，大脑的功能结构健全是产生精神活动的基础，如果因某种原因脑组织被破坏或发生改变，精神活动也随之发生障碍。

大脑的结构比较复杂，包含约1 000亿个神经细胞和更多的神经胶质细胞，更为复杂的是神经细胞间的联系和细胞内的信号传导。大脑的不同部位与不同的精神活动有关：如颞叶与记忆和情感有关；海马与记忆有关；丘脑通过感觉获取信息，然后进行过滤并传送到脑的一定区域。人脑对客观事物的反映是受遗传、发育水平、文化教育等多种主观因素以及社会、历史、传统、文化等诸多客观因素的影响而有差异，并非是被动的，而是一个积极主动的过程。

二、精神健康

精神健康（mental health）又称心理健康，是指个体的生理、心理与社会处于相互协调的和谐状态，是自我与他人之间一种良好人际关系的维持。

精神健康的标志包括：

1. 对自我的肯定态度　精神健康的人能客观地看待自我，准确地认识到自身的价值，能对自我的能力、体验、情感和欲望等做出正确的判断和认知。

2. 具有健全的人格　精神健康者人格结构的诸多方面都能平衡发展，如有较好的思考问题的方式和反映自身特色的精神风貌；接人待物时具有恰当的态度；平时保持良好的情绪和行为；能够与社会的节奏合拍。当自己的欲望或要求未能得到满足时，具有较强的抗压力和忍耐力。

3. 不断地成长和发展，达到自我实现　一个心理健康的人总是乐观地面对人生，对未来充满希望和信心，不怕困难和挫折，踏踏实实地向着自己既定的目标前进，成功地度过人生的每个发展阶段，努力去实现自己的潜能。

4. 具有一定的自我调控能力　一个心理健康的人智力活动正常，有较强的独立性以及判断和决定的能力，不盲目依附他人，能果断地决定自己的发展方向。

5. 具有良好的社会适应能力　一个心理健康的人能够面对现实，适应环境，审时度势，客观地认识和评价周围的环境和事物，并以积极的态度对待现实环境。乐于与他人交往，保持良好的人际关系，能有效地处理和解决问题，并从中体会人生的快乐。当发现自己处于不利境地时，能够冷静地面对和处理问题。

三、精神障碍

精神障碍（mental disorder）是以精神活动失调或紊乱为主要表现，出现认知、情感、意志行为等精神活动不同程度的异常，常伴有生理功能的改变。其发病机制极其复杂，多与遗传、神经生物化学、社会及心理等因素有关。

四、精神疾病

精神疾病（psychosis）是一个较为广泛的概念，既包括了常见的精神疾病如精神分裂症、双相性情感障碍，也包括了焦虑症、抑郁发作等感知觉、思维、情感、意志行为和意识障碍。

精神疾病可能出现的征兆：①思维混乱，出现怪异、离奇或夸大的想法；②一段时间内出现明显的人格改变；③长期且严重的抑郁、冷漠，或出现极度高峰或低谷的体验；④极度焦虑、恐惧、怀疑，常指责他人；⑤愤怒或敌意的程度与当时所处的情境明显不符；⑥想象或谈论自杀；⑦出现多处解释不清的身体不适，饮食及睡眠习惯明显改变；⑧社会退缩，无友善感，极度地以自我为中心；⑨有妄想、幻想等；⑩滥用酒精或其他成瘾物质。

五、精神科护理学

精神科护理学（psychiatric nursing）是研究对精神障碍病人实施护理以及研究和帮助健康人保持精神健康和预防精神疾病的一门学科。它是建立在护理学基础上的一门专科护理学，即以护理学理论为基础，从生物、心理、社会三方面研究和帮助精神障碍病人，促进全人类的身心健康。精神科护理学是随着社会的进步和人类对健康需求的新定义快速发展而建立起来的一门交叉性边缘学科，它不仅与精神病学和护理学有关，还广泛与心理学、社会学、行为医学以及相关的伦理、宗教和法学等内容有着密切的关系。其护理活动是以病人为中心，围绕个体、家庭、社区以及社会等具体情况，运用治疗性理论和技术，对病人实施系统化整体护理，以帮助他们形成健康的思维和行为模式，增加其适应社会的能力，达到促进精神状况至最佳境界的目的。

第二节　精神科护理的发展简史

一、精神医学的发展简史

1. 国外精神医学的起源　古希腊人认为有不依赖躯体的灵魂存在，灵魂可以生病，也可以受治。医学之萌芽始于公元前 4 世纪，大约在公元前 5 世纪至公元前 4 世纪，已有了朴素唯物主义的萌芽。古希腊的希波克拉底是科学医学的奠基人，也被尊崇为精神病学之父。他是一位唯物主义的哲学家，主张精神疾患应如其他身体疾患一般，因自然因素所致疾病同样需要医疗处置，提出了精神病的体液病理学说。他创立四液学说，认为人体内有血液、黑胆汁、黄胆汁和黏液四种液体，就像自然界存在的火、土、空气和水一样。四种体液平衡则健康，如果不调和，其中某一种过多或过少，或它们之间的相互关系失衡，人就会生病，即会呈现如谵妄、抑郁等精神症状。比如抑郁发作就是由于过多的黑胆汁进入脑内，破坏了脑的活动所引起的。

2. 中世纪宗教神学对精神医学的影响　公元 3 世纪后，古罗马文化逐渐衰落。中世纪，西欧医学沦为宗教和神学的附庸，出现了严重的退步。精神病被看作是魔鬼附体，如同麻风病玷污和损害了人类肉身的皮肤。精神病人被送进寺院，用祷告、符咒、驱鬼等方法进行“治疗”。此期出现了许多研究魔鬼与精神症状关系的“专著”。中世纪末叶，精神病人的境遇更为凄惨，比如他们的躯体被烙铁烧炙，舌头被长针穿刺，理由是必须要用苦刑来驱除躲藏在他们躯体内的魔鬼，美其名曰：惩罚其肉体，拯救其灵魂。

3. 18 世纪工业革命对精神医学的影响　随着 18 世纪西方工业革命的兴起，科学有了很大的进步，医学也逐渐摆脱了宗教和神学的束缚。精神病人不再与魔鬼有关，精神病被看成是一种需要治疗的疾病。法国大革命后，皮内尔（P. Pinel，1745—1826）是第一个被任命当“疯人院”院长的医生。他解除了精神病人身上的铁链和枷锁，把他们从终生囚禁的监狱生活中解放出来，把“疯人院”变成了医院。

4. 现代精神医学　19 世纪末至 20 世纪初，在精神病学的发展史上也是一个重要的时期。19 世纪中期，德国精神病学者克雷丕林（1856—1926）确定了早发性痴呆、躁狂抑郁症与脑器质性痴呆的区别，从临床和病理解剖的角度对精神障碍进行分类，成为现代精神病学的奠基人。20 世纪 50 年代以后，精神药物广泛应用于精神病学领域，精神药理学和其他脑科学随之发展起来，促进了当代精神病学的飞跃。

5. 我国精神医学的起源与发展 甲骨文中，有心疾、首疾等疾病的记载，可能当时对精神病就有所认识。先秦两汉时期是中医精神疾病学的萌芽阶段，此时期以《黄帝内经》为代表的诸多医学著作，对于精神疾患做了大量有益的探索，为中医精神疾病学的发展奠定了坚实的基础。金元时期，各家对精神病均有论述，李东垣将精神病人的言语障碍分为狂言、谵言、郑声三类，辨证较详。

19 世纪末开始，现代精神医学随着外国传教士的传教活动进入我国，随后在全国各大城市建立了精神病病人的收容机构或精神医学的教学机构。

二、精神护理的发展简史

精神科护理学是伴随着精神医学和护理学的发展以及人类文明的进步逐渐形成并完善的。

19 世纪中叶近代护理学诞生，护理专业的创始人南丁格尔于 1860 年在英国伦敦创办了世界上第一所护理学校。

1873 年，美国的琳达・理查兹（Linda Richards）女士，致力于研究精神科护士的角色和对精神病病人的服务项目，提出改善精神科护理的计划，首次提出评估病人时应注重身体和精神（心理）两方面内容，主张对精神病病人的照顾质量应与一般躯体疾病病人的照顾质量相同，从而奠定了精神科护理的基础模式，因此她被称为美国精神科护理的先驱者。

1882 年在美国马萨诸塞州的马克林医院，创立了第一所精神科护士学校，学制 2 年。护理内容很少涉及精神科护理技巧，仅限于将内外科的护理应用于精神科护理中，精神科护理人员的主要工作是躯体和生活方面的管理，如给药、供给营养、提供个人卫生照顾和参加病房活动。心理护理的内容仅提到了在护理中要耐心及亲切地照顾障碍病人。

20 世纪 30 年代随着多种精神医学躯体治疗方法的出现，如胰岛素休克治疗（1935 年）、精神外科治疗（1936 年）、电抽搐治疗（1937 年）等，精神科护理在治疗中成为更有意义的角色，需要更有经验的精神科护理人员照顾精神障碍病人。

1952 年，佩普勒（Hildegard Peplan，1909—1999）在前人的基础上，经过大量的临床实践，提出了精神科护理人际关系理论。她认为，护理是护士与病人互相作用的过程，是有意义的、治疗性的人际关系，护理就是进一步完善病人的人格。佩普勒首次将精神科护理人际关系理论写进精神科护理的教科书中。

1953 年，英国医生仲斯（Maxwell Jones）撰写了《治疗性社区》一书，书中鼓励病人充分利用社会环境，积极参与自我照顾。1964 年，美国通过了《社区心理卫生中心法案》。在社区精神卫生运动的推动下，精神科护理不再局限在医院，而是逐渐发展到社区、家庭。随着越来越多的社区心理治疗中心、家庭跟踪护理以及日间护理等项目的出现，为精神病病人提供了多种医疗场所，从此使精神科护理更加规范，步入新的历程。

20 世纪 50 年代后，随着精神药物的出现，人们开始研究药物、神经介质和脑中相关受体之间的关系，用科学、客观的方法诊断和治疗精神疾病，用生物学的相关理论来解释精神病现象。

我国精神科护理的起步较晚，但也随着我国精神医学和护理学的发展而发展，特别是 20

世纪末至21世纪初，随着国家对精神卫生事业高度关注，我国的精神科护理学有了突飞猛进的发展，1990年中华护理协会成立了全国精神科护理专业委员会，与国外护理教育交流逐渐增加，使精神科护理学的教学、科研及实践的步伐大大加快。随着社会的进步和人类对身心健康的需求，我国精神科护理事业一定会有美好的发展前景。

第三节　现代精神科护理的工作内容与要求

精神科护理的工作范围与内容

1. 研究和实施对精神障碍病人科学管理的方法和制度，确保医疗任务的完成和防止意外事故的发生，为病人提供舒适、温馨、安全的治疗环境。

2. 研究和实施与精神障碍病人的接触、交流的技巧；学会观察和了解病情的技能；探索病人的心理状态，做出正确的护理评估，制订合适的护理计划，实施有效的护理措施，开展有针对性的心理护理，与病人建立良好的护患关系。

3. 研究和实施对各类精神障碍病人的治疗护理、生活护理、心理护理、康复护理，恢复病人生活自理能力及社会功能，促进病人回归社会。

4. 研究和参加社区精神卫生预防保健的护理工作，积极开展精神卫生知识宣教工作，对病人及其亲属、社区群众等开展宣传、教育及精神障碍的预防工作，包括普查、培训、随访及家庭护理等。

5. 研究和实施精神科护理过程中相关伦理和法律问题，尊重精神障碍病人的人格和尊严，维护病人的利益和权利，保障病人的正常生活待遇。

6. 研究如何提高护理人员的教学和科研能力，不断提高其专业学术和科研水平。

第四节　精神科护理人员的角色功能与素质要求

一、精神科护理人员的角色功能

1. 护理者　精神科护士首先要满足病人的基本需要，保持他们内外环境的稳定。包括照顾病人的日常生活，执行常规的护理操作，为病人提供舒适的治疗环境等。

2. 治疗者　精神科护士的治疗作用主要体现在积极地参与对精神障碍病人的各种治疗，如给药、电痉挛治疗、心理治疗、行为矫正治疗、康复及家庭治疗等，在治疗过程中，护士始终是观察者、执行者和参与者。

3. 咨询者　无论是在诊所、医院还是在社区和家庭，护士与病人接触最多，是病人的主要倾诉对象，因此护士永远是病人最值得信赖的人。精神科护士从单纯的治疗、护理逐步向维护人的心理健康发展。精神科护士因此需具备良好的心理素质和丰富的专业知识，懂得各种精神障碍病人的特点，研究他们的心理活动，倾听其诉说，耐心解答各种问题，精通沟通技巧，与病人建立健康、良好的治疗性护患关系。

4. 管理者　精神科管理与其他病房管理相同，主要是指对精神科病房环境和设施的管理、对病人的组织管理和病房管理制度的制订等。

5. 教育者 精神科护士经常扮演着教育者的角色，向病人、家属及社区不同群体宣传有关精神疾病及促进健康的相关知识。宣教的形式可以以个体、小组或团体为单位。也可通过宣传媒体，如网络直播、电视、宣传单、宣传片等进行宣传教育。

6. 父母替代者 病人在患病期间多表现敏感、软弱，对医护人员有一定的依赖性，护士应该像父母那样帮助他们恢复健康。护士作为病人的父母替代者有两层意思：一是为病人提供基本的生活照顾，这是任何一个生病者所期望的；二是要求精神科护士要有足够的耐心和同情心以及充分的心理准备，无论病人的行为是多么不可思议，都要像照顾自己的孩子一样，在生活乃至思想、学习、工作、处事等方面帮助和指导病人，使他们逐渐纠正异常的思维及行为，解除精神困扰，重新返回社会。

7. 协调者 护士与病人接触最多，在对病人治疗期间各个方面都需要护士来协调。另一方面，对影响病人及社区居民身心健康的因素和问题，护士有权向当地有关责任部门反映，以维护病人的权利和利益。

二、精神科护理人员的素质要求

精神科护理人员不仅要具备医学和心理学知识，精通护理学有关业务技术，而且还需要有良好的心理素质和高尚的职业道德。

1. 奉献精神 精神科病人在病态情况下，无法控制自己的行为，不但会拒绝服药，还可能出现伤人伤己的行为。作为精神科专业的护理人员更要有全心全意为病人服务的精神，尊重、关心病人，与病人建立良好的护患治疗关系。

2. 维护病人的权利 无论何种情况，护士均应维护病人的利益和权利，以谨慎、理智的态度尊重、理解、接纳、关爱病人。不能将病人的病情当作谈笑的内容，更不允许对病人持有鄙视、侮辱、讽刺的态度，甚至当遭受到病人的攻击时，护士也要以宽容的胸怀，冷静地处理各种事件。

3. 渊博的知识 精神科护理人员除了要认真学习和掌握内外科护理学、基础护理学、精神科护理学的知识和技术，还应具备心理学、社会学等方面的知识及广泛的兴趣，以便更好地为病人服务。尤其是在病人有自伤、伤人或暴力、侵犯等行为时，更须具备立即处理并制止其行为扩大的能力。

4. 健康的人格 在与病人的人际互动关系中，精神科护理人员的人格与行为对病人有很大的影响。护士需要良好的心理素质包括积极稳定的情绪、敏锐的观察力、灵活的注意力和果断的意志力等。护理人员须注意培养自己健全成熟的人格，并正确运用自己的人格特质作为治疗工具。每一位护士都应该通过不断地学习和改进，使自己成为一个心理健康的护理工作者，才能高效地完成精神科的护理工作。

5. 耐心与毅力 由于精神障碍的特点，病人的进步有可能不明显或经常反复。护士须对病人有耐心和毅力，将所有可以帮助、支持、鼓励病人迈向健康的专业知识和技巧等应用到治疗情境中，以促进病人健康。

（马文华）

思考题

病人，男，42岁，因“患精神分裂症”入院治疗。该病人入院后，在幻听支配下不能安心住院，强烈要求出院。

请分析：

护士可为病人提供哪些可能的护理干预措施？

第二章
精神障碍的基本知识

学习目标

1. 掌握感知觉障碍、思维障碍、注意力障碍、记忆障碍、智力障碍、定向力障碍、自知力障碍、情感障碍、意志行为障碍、意识障碍的临床特点及常见疾病。
2. 熟悉常见精神症状的临床特点及相似症状的辨析。
3. 了解精神疾病的病因及分类。
4. 能识别常见的精神症状。
5. 具有爱护病人的情感及与病人建立良好关系的意识。

精神障碍又称精神疾病，是以精神活动失调或紊乱为主要表现，出现认知、情感、意志行为等精神活动不同程度的异常，常伴有生理功能的改变。由于人类的精神活动受自然环境、社会环境以及个体功能状态的影响，所以病理状态下表现出的精神症状也千差万别、错综复杂。本章从精神疾病的病因、诊断分类与症状学三个方面介绍一些基本知识，其中精神疾病的症状学是学习各种精神疾病的基础，对精神障碍病人的正确评估有着重要意义。

案例导学与思考

案例导学

病人，男，22岁，未婚。1年前其父病故，随后又失恋，病人开始出现失眠情况，呆滞，郁郁寡欢。说“我活不了多少天了，我有罪，领导认为是我让单位的其他人犯了错误。”拒绝就医。听到火车鸣响就害怕，说“了不得，天下乱了。”不出门，独处一隅，喃喃自语自笑。某次返家途中突然凝视前方，随即返身惊恐而逃，说“前面有一道白光太厉害了”，而其两位兄长均未见到。听见鸟鸣狗叫也恐慌，说他耳边常听到一些说话声，内容却说不出。见到公安人员就恐惧，口称“我有罪”，回家后即问家人“公安局的人和你们谈过话吗？为什么我想的事别人都知道？”不时侧耳倾听“地球的隆隆声”。一次，听到汽车声就惶恐地说：“社会大乱了”；看见小汽车则恐惧地问家人：“那是不是来逮捕我的？”某晚仰卧于床，忽然说：“怎么我在屋里能看见天？”

思考：

1. 找出病人存在的精神症状。
2. 判断病人可能患有哪种疾病。

第一节 精神障碍的病因

精神疾病的病因学是目前精神病学理论研究中急需解决的课题。现代比较一致的观点均认为精神疾病是生物、心理、社会（文化）因素相互作用的结果，生物学因素是基础，心理、社会因素则是致病的条件，它们共同作用导致精神疾病的发生。

一、生物学因素

主要影响精神健康的生物学因素大致可以分为遗传、感染、躯体疾病、创伤、营养不良、毒物等。

（一）遗传因素

家系研究结果表明，精神分裂症、心境障碍、儿童孤独症、神经性厌食症、儿童多动症、焦虑症、阿尔茨海默病等，都具有明显的家族聚集性。目前绝大多数精神障碍不能用单基因遗传来解释，而是多个基因相互作用，使患病风险性增加，加上环境因素的作用，从而导致了疾病的发生。单个基因所起的作用有限，遗传和环境因素的共同作用决定了某一个体是否患病，其中遗传因素所产生的影响程度称为遗传度（heritability）。即使有较高的遗传度，个体是否发病仍与环境因素有关，如精神分裂症同卵双生子共同患病率不到50%。这提醒我们基因虽然不能改变，但是通过环境因素的调控可能达到预防精神分裂症的目的，从而也让精神分裂症的防治有了一个光明的前景。

（二）躯体因素

急性、慢性躯体感染和颅内感染，或者一些内脏器官疾病以及内分泌、代谢、营养性、结缔组织和血液系统等疾病，直接或间接地影响了脑功能，或者出现脑器质性病变，如肝性脑病、肺性脑病、肾性脑病、脑膜炎等，均可导致精神障碍。如梅毒螺旋体是最早记载的能导致精神损害的病原体，麻痹性痴呆就是由梅毒螺旋体侵犯大脑而引起的一种晚期梅毒的临床表现。

（三）理化因素

颅脑外伤引起脑组织损伤，也可导致短暂的或迟发而持久的精神障碍。精神活性物质如镇静药、催眠药、鸦片类物质的应用，有毒物质如一氧化碳、农药的接触与使用均可影响中枢神经系统，导致精神障碍。酒精、大麻、吗啡、海洛因、可卡因等精神活性物质导致的精神障碍已成为一个世界性问题，近年来在我国有升高的趋势，应引起高度重视。

（四）其他生物学因素

性别、年龄与精神疾病的发生均有密切关系。某些精神疾病男女性别比例差异明显，如酒瘾、反社会人格等好发于男性；而抑郁发作、癔症等则女性发病率较高。不同年龄可发生不同的精神疾病，某些精神疾病在不同年龄发病率也不同。某些儿童期发生的精神疾病，如多动症成年期后可能好转；某些精神疾病如精神分裂症好发于青年期，儿童期与老年期首发者少见。脑动脉硬化性精神障碍、阿尔茨海默病则多发于老年期。

二、心理因素

（一）精神应激因素

精神应激通常是指生活中某些事件引起个体精神紧张和感到难以应付而造成的心理压

力。精神应激可以使精神障碍直接致病，某些强烈的精神刺激如地震、火灾、战争、亲人突然死亡等可能引起心因性精神障碍；有时精神应激在疾病的发生中所起的作用很小，至多是诱发因素，疾病的发生主要以生物学因素为主，如精神分裂症、心境障碍等。两端之间则为神经症、心身疾病等，这些疾病的发生与精神应激、行为方式有密切关系，但又与个体的性格与素质密切相关。

（二）个性因素

个性是先天禀赋素质和后天环境因素共同作用下形成的。现代研究认为，病前的性格特征与精神疾病的发生密切相关，不同性格特征的个体会患不同的精神疾病。如精神分裂症的病人大多病前具有分裂样性格，表现为孤僻少友，生活缺少动力，缺少热情或情感冷淡，不仅自己难以体验到快乐，对他人亦缺少关心，过分敏感，有怪癖，趋向白日梦，缺少进取心等。而具有强迫性格的人表现为做事犹豫不决，按部就班，求全完美，事后反复检查，穷思竭虑，对己过于克制，过分关注等。

三、社会因素

自然环境（如污染、噪声、生存空间过小）、社会环境（社会动荡、社会大的变革、紧张的人际关系）、移民（尤其是移民到另一个国家）等，都可能增加精神压力，诱发精神疾病。不同的文化环境，亚文化群体的风俗、信仰、习惯也都可能影响人的精神活动而诱发疾病或使发生的精神疾病打上文化的烙印。某些精神疾病只见于某些特定的民族、文化或地域之中，例如冰神附体见于日本冲绳岛、蒙古比伦奇、加拿大等国家和地区；恐缩症、拉塔病多见于东南亚国家。又如来自城市的病人，妄想、幻觉的内容常与电波、电子、卫星等现代生活的内容有关；来自偏远落后农村地区的精神分裂症病人，妄想与幻觉的内容多简单、贫乏，常与迷信内容有关。

总之，生物学、心理和社会因素，即内因与外因在精神疾病的发生中共同发挥决定性作用。但两者的作用并非平分秋色，在不同的精神疾病中，不同的致病因素所起的作用大小不同。而且，许多精神疾病的发生是多种因素共同作用的结果。

第二节　精神障碍的诊断与分类

精神障碍诊断与分类标准的制定，是精神病学领域近20年所取得的重大进展之一，它一方面促进了学派间的相互沟通，改善了诊断不一致的问题，有利于临床实践；另一方面在探讨各种精神障碍的病理生理及病理心理机制、心理因素对各种躯体疾病的影响以及新药研制、临床评估和合理用药等方面，也发挥着重要作用。

一、分类

世界卫生组织《疾病及有关保健问题的国际分类》（第10版）（ICD-10），在国际上有非常广泛的影响，被许多国家及地区政府卫生部门认可为标准疾病分类系统，包括我国卫生部。ICD-10中有关精神障碍的主要分类如下：

（1）F00-F09　器质性（包括症状性）精神障碍。

（2）F10-F19　使用精神活性物质所致的精神及行为障碍。

（3）F20–F29 精神分裂症、分裂型障碍及妄想性障碍。

（4）F30–F39 心境（情感性）障碍。

（5）F40–F49 神经症性、应激性及躯体形式障碍。

（6）F50–F59 伴有生理障碍及躯体因素的行为综合征。

（7）F60–F69 成人的人格与行为障碍。

（8）F70–F79 精神发育迟缓。

（9）F80–F89 心理发育障碍。

（10）F90–F98 通常发生于童年及少年期的行为及精神障碍。

（11）F99 未特定的精神障碍。

二、诊断

由于大部分精神障碍缺乏客观的诊断标准，不同的医师对同一疾病的理解和认识有差异，导致临床医师对同一病人的诊断一致性差；而诊断不一致的研究结果无法比较和难以解释，这一直是困扰功能性精神病研究的重要因素之一。因此，制定统一的精神障碍诊断标准意义重大。

诊断标准是将疾病的症状按照不同的组合，以条理化形式列出的一种标准化条目，包含症状标准、严重程度标准、病程标准和排除标准。下面以我国目前的精神分裂症的诊断标准为例，说明各种标准的意义。

（一）症状标准

至少包含下列 2 项，并非继发于意识障碍、智力障碍、情感高涨或低落，单纯型分裂症另有规定。

1. 反复出现言语性幻听。
2. 明显的思维松弛、思维破裂、言语不连贯，或思维贫乏。
3. 思想被插入、被撤走、被播散，思维中断，或强制性思维。
4. 被动、被控制或被洞悉体验。
5. 原发性妄想（包括妄想知觉、妄想心境）或其他荒谬的妄想。
6. 思维逻辑倒错、病理性象征性思维，或语词新作。
7. 情感倒错，或明显的情感淡漠。
8. 紧张综合征、怪异行为，或愚蠢行为。
9. 明显的意志减退或缺乏。

（二）严重程度标准

自知力障碍，并有社会功能严重受损，或无法进行有效交谈。

（三）病程标准

1. 符合症状标准和严重程度标准至少已持续 1 个月，单纯型另有规定。

2. 若同时符合精神分裂症和心境障碍的症状标准，当情感症状减轻到不能满足心境障碍的症状标准时，分裂症状需继续满足精神分裂症的症状标准至少 2 周以上，方可诊断为精神分裂症。

（四）排除标准

排除器质性精神障碍及精神活性物质和非成瘾物质所致的精神障碍。尚未缓解的精神分裂症病人若又罹患前述两类疾病，应并列诊断。

第三节 精神障碍症状学

异常的精神活动通过人的外显行为如言谈、书写、表情、动作行为等表现出来，称之为精神症状。研究精神症状及其发生机制的学科称为精神障碍症状学，又称精神病理学（psychopathology）。精神障碍症状学是精神障碍分类和诊断的主要依据，正确辨认精神症状是精神科护理工作的重要基础。

每一种精神症状均有以下特点：①症状的内容与周围客观环境不相符合，如疑病妄想的病人，各项躯体检查都没有发现病人有器质性疾病，但是病人仍过分担心自己患了严重的疾病，而害怕独自待在家里；②症状不受病人意识的控制；③症状给病人带来不同程度的社会功能损害。通常按心理过程来归类与分析精神症状，一般分为认知障碍（感知觉障碍、思维障碍、注意障碍、记忆障碍、智力障碍、定向力障碍、自知力障碍等）、情感障碍、意志行为障碍。

一、感知觉障碍

感知觉障碍主要包括感觉障碍、知觉障碍和感知综合障碍。

（一）感觉障碍

感觉（sensation）是大脑对客观事物个别属性的反映，如形状、颜色、大小、重量和气味等。感觉障碍（disorders of sensation）是大脑对客观物体的部分属性产生了错误的感知，多见于神经系统器质性疾病、神经症和癔症。感觉障碍包括如下形式：

1. 感觉过敏（hyperesthesia） 是对外界一般强度的刺激感受性增高。如对阳光感到耀眼，微风的声音感到震耳，开门声感到如雷贯耳，普通的气味感到异常浓郁刺鼻，皮肤的触觉和痛觉也都非常敏感。多见于焦虑症病人。

2. 感觉减退（hypoesthesia） 是对外界一般刺激的感受性减低。严重时对外界刺激不产生任何感觉，称为感觉缺失（anesthesia）。多见于器质性精神障碍、抑郁发作和木僵状态。

3. 内感性不适（体感异常，senestopathia） 是躯体内部产生的各种不舒适和（或）难以忍受的异样感觉，如牵拉、挤压、游走、蚁走感等，这种感觉是异样的，性质难以表达，定位描述相对模糊，病人往往伴有焦虑情绪。多见于精神分裂症、抑郁状态、器质性精神障碍和躯体型式障碍。

视频：感觉障碍

（二）知觉障碍

知觉（perception）是指当前直接作用于感觉器官的客观事物的整体属性在人脑中的反映。知觉障碍在精神科临床上很常见，是大多数精神障碍的主要症状，对精神障碍的诊断与鉴别诊断、治疗与护理决策、监护病情具有重要意义。知觉障碍有如下形式：

1. 错觉（illusion） 指对客观事物歪曲的知觉。如将路旁的树看成人，把电线看成蛇等。正常人在光线暗淡、疲惫、恐惧、紧张、期盼的心理状态下也可产生错觉，但通过验证一般可很快被纠正和消除，如杯弓蛇影、草木皆兵等。常见于器质性精神障碍。

2. 幻觉（hallucination） 指没有现实刺激作用于感觉器官时出现的虚幻感知。幻觉是常见的知觉障碍，常与妄想合并存在。根据其所涉及的感官分为幻听、幻视、幻嗅、幻味、幻触、内脏性幻觉。

（1）幻听（auditory hallucination）：最常见，病人可听到实际不存在的各种不同种类和不同性质的声音，如讲话声、物体碰撞声、鸟鸣等。常使病人感到苦恼、不安或者洋洋自得、独自微笑。最常见的是言语性幻听，病人凭空听到声音。内容多种多样，有命令性幻听、评论性幻听、议论性幻听等。其内容常常是对病人不利的，如谩骂、贬议或是说病人犯了大错误，还会命令病人去自杀或去投案自首等。

1）命令性幻听：听到有声音命令自己去做某事，如打人、拒绝进食、自杀或自伤。

2）评论性幻听：听到别人在议论自己，议论的内容以负性的批评、讽刺、责骂、诬陷多见。

3）议论性幻听：听幻觉的内容于病人本人无关，病人听到的是另外两个人的议论，有时议论的内容可以以病人为中心。

幻听可见于多种精神障碍，特别是精神分裂症。

（2）幻视（visual hallucination）：病人可看见一些不存在的景象或事物，如人、动物、鲜花等，内容多样，形象可清晰、鲜明和具体，但有时也比较模糊，常有恐怖性质。多见于精神分裂症、器质性精神障碍。

（3）幻嗅（olfactory hallucination）：病人闻到一些特别的、多为令人不愉快的气味，如腐败的尸体气味、浓烈刺鼻的药物气味以及体内发出的气味等，可见于精神分裂症。单一出现的幻嗅，需考虑颞叶癫痫或颞叶器质性损害。

（4）幻味（gustatory hallucination）：病人尝到食物内有某种特殊的奇怪味道，常与被害妄想同时出现，病人因而拒食。多见于精神分裂症。

（5）幻触（tactile hallucination）：病人感到皮肤或黏膜上有某种异常的感觉。如蚁走感、针刺感、触电感等。可见于精神分裂症或器质性精神病。

（6）内脏性幻觉（visceral hallucination）：病人对躯体内部某一部位或某一脏器的一种异常知觉体验。如感到肠扭转、肺断裂、肝破裂、心脏压缩、脑晃动等，病人对病变的定位比较明确，多见于精神分裂症、抑郁发作。

此外，根据幻觉的来源分类分为真性幻觉和假性幻觉。真性幻觉特点是病人感知的幻觉形象与真实事物完全相同，幻觉表象清晰生动，存在于外在空间，通过自己的感官可以感受到。而假性幻觉则为病人所感受到的幻觉表象不够清晰、不够鲜明且不完整，存在于主观空间，病人常描述此种幻觉是自己脑子内的，不需要通过感觉器官就能感受到。多见于精神分裂症。

（三）感知综合障碍（psychosensory disturbance）

感知综合障碍指病人对事物能感知，但对个别属性如大小、形状、颜色、距离、空间位置等产生歪曲感知，多见于精神分裂症、抑郁发作、癫痫所致的精神障碍。

1. 视物变形症　病人对某个客观物体的形状、大小、颜色产生了错误的感知，如视物显大症、视物显小症。

2. 时间感知综合障碍　病人对时间的快慢出现不正确的知觉体验。如感到时间在飞逝，或者感到时间停滞。

3. 空间感知综合障碍　病人感到周围事物的距离发生变化，不能准确地判断，如想将杯子放在桌子上，感觉桌子距离很近，可实际上桌子距离很远，所以杯子落在地上。

4. 运动感知综合障碍　对外界物体运动或静止状态的歪曲，感到运动的物体静止了，静止的物体快速运动，如舞台表演人员僵住了。

5. 非真实感　病人感到周围事物和环境发生了变化，变得不鲜明、不生动、不真实，病人具有自知力。

6. 形体感知综合障碍　病人感知到自己体形发生明显改变，如头部变大，鼻子拉长，四肢变粗变短或变细变长等。

二、思维障碍

思维（thinking）是人脑对客观事物间接概括的反映，是人类特有认识活动的最高形式。没有语言这个工具，思维就不可能发生或存在，所以思维障碍也常常从语言中识别。思维障碍主要包括思维联想障碍、思维逻辑障碍和思维内容障碍。

（一）思维联想障碍

1. 思维速度和量的异常

（1）思维奔逸（flight of thought）：指思维活动量的增多和转变快速。思维活动量大，说话增多，语速加快，音调增高，说话的主题易随环境改变（随境转移），也可有音韵联想（音联），或字意联想（意联）。多见于躁狂症。

（2）思维迟缓（inhibition of thought）：即联想抑制。表现为思维活动显著减慢，联想困难，语量少、语速慢、语音低沉，反应迟钝。多见于抑郁症。

（3）思维贫乏（poverty of thought）：以思想内容空虚且概念词汇贫乏为主要特征，表现为沉默少语，交谈时内容空洞、单调，常常以“不知道”“没有什么”作答，因而难以进行正常的交流。自觉“脑子空虚，既没有什么可想的，也没有什么可说的”，但仍能对此漠然处之。多见于精神分裂症。

2. 思维连贯性异常

（1）思维松弛（looseness of thought）：病人意识清晰，但思维内容散漫、缺乏主题，对问题的叙述不够中肯，也不切题，联想内容之间缺乏一定的逻辑关系，对其言语的主题及用意也不易理解，使人感到交谈困难。多见于精神分裂症。

（2）思维破裂（splitting of thought）：指在意识清晰的情况下，概念之间联想断裂，单独语句在结构和文法上正确，但词句之间缺乏内在意义上的联系，使人无法理解用意。如问病人：“你叫什么名字？”病人说：“鸡叫了，我非典，雨后彩虹，举手发言，看见他了。”多见于精神分裂症。

（3）思维不连贯（incoherence of thinking）：在意识障碍的背景上出现破裂性思维的表现，但是言语上更为杂乱，语句片段化，毫无主题。多见于感染中毒等躯体疾病所致的精神障碍或器质性精神障碍。

3. 联想途径异常

（1）病理性赘述（circumstantiality）：思维活动停滞不前、迂回曲折、枝节繁杂，拘泥于细节，做不必要的过分详尽的累赘描述，无法简明扼要。多见于癫痫所致的精神障碍。

（2）思维中断（blocking of thought）：又称思维阻滞。病人无意识障碍又无外界干扰时，思维过程突然中断。表现为病人说话时突然中断，停顿片刻，再开口内容已不是原来的话题。若病人有当时的思维被某种外力夺走的感觉，则称为思维被夺（thought deprivation）。多见于精神分裂症。

4. 联想形式障碍

（1）持续言语（perseveration）：思维活动在某一概念上停滞不前，表现为给病人提出一系列问题时，每次重复第一次回答时所说的话。多见于癫痫所致的精神障碍或器质性精神障碍。

（2）重复言语（palilalia）：与持续言语类似，思维展开的灵活性受损害，表现说话时多次重复一句话的最末几个字或词。多见于癫痫所致的精神障碍或器质性精神障碍。

（3）刻板言语（stereotype of speech）：思维在原地踏步，概念转换困难，并且脑中概念相对较少，表现为机械地、刻板地重复一些没有意义的词或句子。多见于精神分裂症。

（4）模仿言语（echolalia）：刻板地模仿周围人的言语。多见于精神分裂症紧张型。

5. 思维自主性异常

（1）思维插入（thought insertion）：又称思维被强加，指病人感到有某种思想不属于自己，不受自己的意志所支配，被别人强行塞入脑中。多见于精神分裂症。

（2）思维云集（forced thinking）：又称强制性思维，病人体验到脑中强制性地涌现大量无现实意义的联想，称为强制性思维。症状往往突然出现，迅速消失。多见于精神分裂症。

（3）强迫观念（obsessive idea）：又称强迫性思维，指在病人脑中反复出现的某一概念或相同内容的思维，明知没有必要，但又无法摆脱。病人可表现为反复回忆、反复思索无意义的问题，脑中总是出现一些对立的思想，总是质疑自己的行动。强迫性思维常伴有强迫动作，多见于强迫症和精神分裂症等。

（二）思维逻辑障碍

精神病病人的思维逻辑障碍主要表现在三个方面，即失去每种概念的界限，或混淆了概念的具体含义与抽象含义，或在语言表达中出现语法结构紊乱。

1. 病理象征性思维（symbolic thinking） 属于概念转换，以无关的具体概念代替某一抽象概念，不经病人解释，别人无法理解。如病人走路一定要走左边，声称自己是“左派”。常见于精神分裂症。

2. 语词新作（neologism） 指概念的融合、浓缩以及无关概念的拼凑。病人自创一些新的符号、图形、文字或语言来表达离奇的概念。如“%”代表离婚。多见于精神分裂症。

3. 逻辑倒错性思维（paralogism thinking） 主要特点为推理缺乏逻辑性，既无前提也无根据，或因果倒置，推理离奇古怪，不可理解。如病人说：“因为计算机感染了病毒，所以我要死了”。可见于精神分裂症。

4. 矛盾观念（矛盾思维，对立思维） 往往指同一时间脑中出现两种相反的、矛盾的对立概念，互相抗衡而相持不下，病人无法判断二者的对错。见于精神分裂症，也见于强迫性神经症。

（三）思维内容障碍

妄想（delusion）是病理性的歪曲信念，是一种个人所独有的和与自身密切相关的坚信不疑的观念，不接受事实与理性的纠正。其特征为：①信念歪曲，妄想无关于事实存在与否，而在于信念偏离常理或专业知识的程度；②坚信不疑，妄想不能被事实与理性所纠正；③内容为个人所独有，与文化程度或亚文化群体的某些共同的信念不同，如迷信观念。

视频：妄想

妄想按发生的背景可分为原发性妄想（primary delusion）和继发性妄想（secondary delusion）；按结构可将其分为系统性妄想和非系统性妄想；按内容一般分为夸大妄想、罪恶妄想、被害妄想等。

1. 被害妄想（delusion of persecution） 是最常见的一种妄想。病人坚信周围某些人或某些团体对他进行跟踪、监视、诽谤、隔离等。病人受妄想的支配可出现拒食、控告、逃跑、自伤、伤人等行为。常见于精神分裂症。

2. 关系妄想(delusion of reference) 病人将环境中与自己实际无关的事物都认为与自己有关。如别人在一旁谈话,就是在议论他;别人在路旁吐痰,也是针对他。常与被害妄想伴随出现,主要见于精神分裂症。

3. 物理影响妄想(delusion of physical influence) 又称被控制感。病人觉得自己的精神活动(思维、情感、意志行为等)已不受自己支配,而受到外界某种力量的控制。此症状是精神分裂症的典型症状。

4. 夸大妄想(grandiose delusion) 指自我评价异乎寻常增高。病人坚信自己有非凡的才智、至高无上的权力、巨额的财富,是伟大的发明家或是名人的后裔。多发生在情绪高涨的背景下。可见于躁狂发作、精神分裂症及某些器质性精神病。

5. 罪恶妄想(delusion of guilt) 病人毫无根据地坚信自己犯了严重的、不可宽恕的错误,认为自己罪大恶极、死有余辜。可见于精神分裂症、抑郁发作。

6. 疑病妄想(hypochondriacal delusion) 病人毫无根据地坚信自己躯体内脏发生异乎寻常的病变。此妄想多继发于幻触或内感性不适。多见于精神分裂症、更年期及老年期精神障碍。

7. 钟情妄想(delusion of love) 病人坚信自己被异性钟情、爱恋但无证据。采取相应的行为整日追求、纠缠对方,即使遭到对方严词拒绝仍毫不质疑,认为对方是在考验自己。主要见于精神分裂症。

8. 嫉妒妄想(delusion of jealousy) 病人毫无根据地坚信自己的配偶对自己不忠诚。可见于精神分裂症、更年期精神障碍。

9. 被洞悉感(experience of being revealed) 又称内心被揭露。病人坚信他内心想的事,未经语言、文字表达就被别人以某种方式知道了。如病人坚信有人在他身上安装了特殊的发射器,见于精神分裂症。

三、注意障碍

注意(attention)是指心理活动集中地指向于一定对象的过程。注意过程与感知觉、记忆、思维和意识等活动密切相关。注意有被动注意和主动注意。主动注意又称随意注意,是由外界刺激引起的定向反射,是对既定目标的注意,与个人的思想、情感、兴趣和既往体验有关。被动注意也称作不随意注意,是由外界刺激被动引起的注意,没有自觉的目标。通常所谓注意多指主动注意。常见的注意障碍如下:

1. 注意增强(hyperprosexia) 为主动注意的增强。有指向外界和自身两种情况。如有疑病妄想的病人过分地注意自己的健康状态。见于精神分裂症偏执型、神经症、更年期抑郁发作等。

2. 注意涣散(aprosexia) 为主动注意明显减弱,注意稳定性降低,即注意力不集中。多见于神经衰弱、精神分裂症和儿童多动综合征。

3. 注意减退(hypoprosexia) 主动及被动注意的弱化状态。注意的广度缩小,注意的稳定性也显著下降。多见于神经衰弱、脑器质性精神障碍及伴有意识障碍时。

4. 注意转移(transference of attention) 主要表现为主动注意不能持久,注意稳定性降低,很容易受外界环境的影响,而注意的对象不断转换。可见于躁狂发作。

5. 注意狭窄(narrowing of attention) 指注意范围的显著缩小,当注意集中于某一事物时,无法再注意有关的其他事物。见于意识障碍或智力障碍病人。

四、记忆障碍

记忆（memory）是指大脑对学习经验的积累、信息的储存和在必要时能被检索再现，包括识记、保持、再认和回忆四个基本过程。识记是事物或经验在头脑中留下痕迹的过程，是反复感知的过程；保持是使这些痕迹免于消失的过程；再认是现实刺激与以往痕迹的联系过程；回忆是痕迹的重新活跃或复现。临床上常见的记忆障碍如下：

1. 记忆增强（hypermnesia）　病态的记忆增强，对不重要的事情及病前不能够回忆的事情都能回忆。主要见于躁狂发作和偏执状态的病人。

2. 记忆减退（hypomnesia）　是指识记、保持、再认和回忆普遍减退。见于神经衰弱、脑器质性精神障碍，也可见于正常老年人。

3. 遗忘（amnesia）　指部分或全部地不能回忆以往经历的事件，即主要指回忆过程障碍。按事件遗忘的程度可分为完全性遗忘与部分性遗忘；按其与疾病的时间关系分为顺行性遗忘、逆行性遗忘、进行性遗忘和界限性遗忘。

（1）顺行性遗忘：病人不能回忆疾病发生后一段时间内所经历的事件。遗忘的时间和疾病同时开始，如脑部受到撞击致脑震荡的病人，对于如何受伤、如何被送入医院、住院期间如何被抢救等一切情况均不能回忆。

（2）逆行性遗忘：指不能回忆疾病发生前某一阶段的事情。如某人自缢，经抢救意识恢复后，不能回忆自杀前用何种工具、在何处自杀，并且否认自杀的事情。多见于脑卒中发作以后、颅脑损伤伴有意识障碍者、自缢后经抢救意识恢复者、老年性精神障碍者及一氧化碳中毒者。

（3）进行性遗忘：病人遗忘日趋严重，由近事遗忘发展到远事遗忘，同时伴有日益加重的痴呆和淡漠。主要见于老年性痴呆。

（4）界限性遗忘：指严重而强烈的心理创伤性情感体验引起的遗忘，常与病人受到批评、犯了严重错误有关。遗忘的内容多是与痛苦体验相关的事情。多见于癔症。

4. 错构（paramnesia）　在遗忘的基础上，表现对事件的地点、情节，特别是时间上出现错误回忆，由于病人有过亲身经历，所以对错误的回忆坚信不疑。多见于各种原因引起的痴呆和酒精中毒性精神障碍。

5. 虚构（confabulation）　在遗忘的基础上，是指病人以想象的、未曾亲身经历过的事件来填补自身经历的记忆缺损。其内容生动，带有荒诞色彩，常瞬间即忘。多见于各种原因引起的痴呆。

五、智力障碍

智力（intelligence）是运用既往获得的知识和经验，解决新问题、形成新概念的能力，是复杂的综合精神活动的功能，反映个体在认识活动方面的差异。智力可表现为计算力、理解力、综合、分析、判断、推理、创造力等。智力障碍可分为精神发育迟滞及痴呆两大类型。

（一）精神发育迟滞

精神发育迟滞（mental retardation）是指 18 岁以前大脑发育阶段，由于各种致病因素，如遗传、感染、中毒、头部外伤、内分泌异常或缺氧等，使大脑发育不良或受阻，智能发育停留在一定的阶段。随着年龄增长其智能明显低于正常的同龄人。

（二）痴呆

痴呆（dementia）是指后天获得的智力、记忆和人格的全面受损。表现为创造性思维受损，抽象、理解、判断推理能力下降，记忆力、计算力下降，后天获得的知识丧失，工作和学习能力下降或丧失，甚至生活不能自理。根据大脑病理变化的性质和所涉及的范围大小的不同，可分为全面性痴呆、部分性痴呆和假性痴呆。

1. 全面性痴呆　大脑的病变主要为弥散性器质性损害，智力全面减退，常出现人格改变、定向力障碍、自知力缺乏。见于阿尔茨海默病和麻痹性痴呆等。

2. 部分性痴呆　大脑器质性病变仅限于某些限定的区域。病人只产生记忆力减退、理解力削弱、综合分析困难等。人格保持良好，定向力完整，有一定自知力。可见于脑外伤后及血管性痴呆的早期。

3. 假性痴呆　指由强烈的精神创伤所导致的一种类似痴呆的表现，脑组织结构无任何器质性损害，由于强烈的精神因素导致的智力减退。可见于分离（转换）障碍及应激障碍等。有以下特殊类型：

（1）刚塞综合征（Ganser syndrome）：又称心因性假性痴呆，表现为对简单问题给予近似而错误的回答，如当问病人："2+1=？"时，病人会给出："2+1=4"。再如将梳子反过来梳头，把裤子当作上衣穿。但在生活中却能解决较复杂的问题，如下象棋、打扑克牌，一般生活也能够自理。

（2）童样痴呆（puerilism）：以行为幼稚、模仿幼儿的言行为特征。成人病人表现为类似儿童一般的稚气，学幼童讲话的声调，自称是"小宝宝"，逢人叫"阿姨""叔叔"等。

六、定向力障碍

定向力（orientation）指一个人对时间、地点、人物以及自身状态的认识能力。前者称为对周围环境的定向力，后者称为自我定向力。对环境或自身状况的认识能力丧失或认识错误称为定向力障碍（disorientation）。定向力障碍多见于症状性精神病及脑器质性精神病伴有意识障碍时。定向力障碍是意识障碍的一个重要标志，但有定向力障碍不一定有意识障碍。

七、自知力障碍

自知力（insight）又称领悟力或内省力，是指病人对自己精神疾病认识和判断能力。一般以精神症状消失，并认识到自己的精神症状属于病态，即为自知力恢复。神经症病人有自知力，主动就医诉说病情。但精神病病人一般有不同程度的自知力障碍，往往拒绝治疗。临床上将有无自知力及自知力恢复的程度，作为判定病情轻重和疾病好转程度的重要指标。自知力完整是精神病病情痊愈的重要指标之一。自知力缺乏是精神病特有的表现。

八、情感障碍

情感（affection）和情绪（emotion）在精神医学中常作为同义词，是指个体对客观事物的态度和因之而产生的相应的内心体验。心境（mood）是指一段时间内持续保持的某种情绪状态。情感障碍必定涉及情绪和心境。

情感障碍通常表现为三种形式，即情感性质的改变、情感稳定性的改变及情感协调性的改变。

（一）情感性质的改变

1. 情感高涨（elation）　正性情感活动显著增强，表现为兴高采烈，语音高昂，表情丰富生动。表现为可理解的、带有感染性的情绪高涨，易引起周围人的共鸣，常见于躁狂发作。

2. 欣快（euphoria）　在智力障碍基础上出现的与周围环境不协调的愉快体验。面部表情有似乎满意和幸福愉快的表现，但给人以呆傻、愚蠢的感觉，且难以引起正常人的共鸣，同时病人自己也说不清高兴的原因。多见于脑器质性精神障碍或醉酒状态。

3. 情感低落（depression）　与情感高涨相反，是一种负性情感活动的明显增强。表现情绪低落、忧心忡忡、表情沮丧、愁眉苦脸。严重时感到自己一无是处，常自卑、自责、自罪。多见于抑郁发作。

4. 焦虑（anxiety）　是指在缺乏相应的客观因素刺激下，病人出现的过分担心和紧张恐惧的情感，可伴有心悸、出汗、手抖、尿频等自主神经功能紊乱表现。

5. 惊恐发作（panic attack）　为急性、严重的焦虑发作，常出现濒死感、失控感，伴有呼吸困难、心跳加快等自主神经功能紊乱症状，一般发作时间较短，持续数分钟至数十分钟。多见于焦虑症、恐怖症及更年期精神障碍。

6. 恐惧（phobia）　是指面临不利的或危险处境时出现的情绪反应。表现为紧张、害怕、提心吊胆，伴有明显的自主神经功能紊乱症状，如心悸、气急、出汗、四肢发抖，甚至大小便失禁等。病态的恐惧是指与现实威胁不相符的恐惧反应，恐惧常导致逃避。主要见于恐怖症、儿童情绪障碍及其他精神疾病。

（二）情感稳定性改变

1. 情感不稳（emotional instability）　表现为情感反应（喜、怒、哀、愁等）极易变化，从一种恶劣情绪迅速转到另一种恶劣情绪，显得喜怒无常，变幻莫测。常见于癔症、脑器质性精神障碍。

2. 情感淡漠（apathy）　指对外界任何刺激缺乏相应的情感反应，即使对自身有密切利害关系的事情也是如此。病人对周围发生的事情无动于衷，面部表情呆滞，内心体验贫乏。可见于精神分裂症及脑器质性精神障碍。

3. 情感脆弱（emotional fragility）　指细微的外界刺激引起明显的情绪波动。其情感反应强烈而迅速，常因无关紧要的事件而伤心流泪或兴奋激动，不能自制。常见于癔症、脑动脉硬化性精神障碍等。

4. 易激惹（irritability）　指轻微刺激迅速引起强烈的恶劣情绪，如愤怒、激动等。常见于疲劳状态、人格障碍、神经症或精神分裂症。

5. 病理性激情（pathological affect）　指突然、强烈而短暂的情感爆发，常伴有意识模糊。往往表现为冲动和破坏行为，事后不能完全回忆。多见于脑外伤伴发的精神障碍、精神分裂症和人格障碍等。

（三）情感协调性改变

1. 情感倒错（parathymia）　对刺激产生的情感反应，与正常预期的性质相反。多见于精神分裂症。

2. 情感幼稚　指成人的情感反应如同小孩，变得幼稚，没有理性控制，反应迅速、强烈而鲜明，缺乏节制和遮掩。见于癔症、人格障碍和痴呆。

3. 病理性心境恶劣（dysphoria）　指无任何外界原因而突然出现的低沉、紧张、害怕及不满情绪。一般持续 1~2 天，表现为易激动、无故恐惧，提出各种要求，诉说各种不满，处处不顺心。常见于癫痫。

4. 矛盾情感（affective ambivalence） 指病人在同一时间内对同一人或事物体验到两种完全相反的情感，病人既不感到两种情感的对立和矛盾，也不为此苦恼和不安，而将此相互矛盾的情感体验同时流露于外表或付诸行动，使人不可理解。常见于精神分裂症。

九、意志行为障碍

意志（volition）是指人们自觉确定目标，克服困难用行动去实现目标的心理过程。在意志过程中，受意志支配和控制的行为称为意志行为。简单的随意和不随意行动称为动作（movement）。有动机、有目的而进行的复杂随意运动称为行为（behavior）。

（一）意志障碍

1. 意志增强（hyperbulia） 指意志活动增多。在病态情感或妄想的支配下，病人可以持续坚持某些行为，表现极其顽固。有疑病妄想的病人到处求医；在夸大妄想的支配下，病人夜以继日地从事无效的发明创造等；有嫉妒妄想的病人坚信配偶有外遇，而长期对配偶进行跟踪、监视和检查；躁狂状态时，病人对周围环境中的一切都感兴趣，终日忙忙碌碌，精力充沛，没有疲劳感。多见于偏执型精神分裂症、躁狂发作等。

2. 意志减弱（hypobulia） 指病理性意志活动减少。病人表现出动机不足，缺乏积极主动性及进取心，对周围一切事物无兴趣以致意志消沉，不愿进行社交活动，严重时懒于料理日常生活。工作学习感到吃力，即使开始做某事也不能坚持到底。常见于抑郁发作及精神分裂症。

3. 意志缺乏（abulia） 指意志活动缺乏。表现为对任何活动都缺乏动机、要求，行为孤僻、退缩，对生活没有激情，对工作、学习缺乏责任心，处处需要别人督促和管理，常伴有情感淡漠和思维贫乏。多见于精神分裂症及痴呆。

4. 矛盾意向（ambivalence） 表现为对同一事物，同时出现两种完全相反的意向，但病人并不感到这两种意向的矛盾和对立，没有痛苦和不安。如病人碰到朋友时，想去握手，却把手缩回来。多见于精神分裂症。

（二）动作与行为障碍

1. 精神运动性兴奋（psychomotor excitement） 指整个精神活动的增强，突出表现在动作和言语的增多。可分为协调性和不协调性精神运动性兴奋两类。

（1）协调性精神运动性兴奋：动作和行为的增加与思维、情感活动协调一致，并和环境密切联系。病人的行为是有目的的、可理解的，整个精神活动协调。多见于躁狂发作。

（2）不协调性精神运动性兴奋：主要是指病人的言语动作增多与思维、情感不协调。动作单调杂乱，无动机及目的性，使人难以理解，与外界环境也不符。可见于精神分裂症和谵妄。

2. 精神运动性抑制（psychomotor inhibition） 指行为动作和言语活动的减少。主要包括木僵、蜡样屈曲、缄默症和违拗症。

（1）木僵（stupor）：指动作行为和言语活动的完全抑制或减少，并经常保持一种固定姿势。轻时表现为问之不答、唤之不动、表情呆滞，但在无人时能自动进食，能自动大、小便。严重时病人不言、不动、不食，面部表情固定，大、小便潴留，对刺激缺乏反应，如不予治疗，可维持很长时间。可见于严重抑郁症、心因性精神障碍、脑器质性精神障碍、精神分裂症等。

（2）蜡样屈曲（waxy flexibility）：在木僵基础上，病人的肢体任人随意摆布，即使是不舒服的姿势，也较长时间似蜡像一样维持不动。如将病人头部抬高好似枕着枕头，此姿势可维持很长时间，称之为“空气枕头”，此时病人意识清楚，病好后能回忆。多见于紧张型精神分裂症。

（3）缄默症（mutism）：病人缄默不语，不回答问题，有时仅以手示意。见于癔症及紧张型精神分裂症。

（4）违拗症（negativism）：对别人所提要求不做反应（被动性违拗）或做相反动作（主动性违拗）。多见于紧张型精神分裂症。

3. 刻板动作（stereotyped act） 指病人持续单调地重复无意义的动作，常与刻板言语同时出现。多见于紧张型精神分裂症。

4. 模仿动作（echopraxia） 指病人无目的地模仿别人的动作，常与模仿言语同时存在，见于紧张型精神分裂症。

5. 作态（mannerism） 指病人做出古怪的、愚蠢的、幼稚做作的动作、姿势、步态与表情，如做怪相、扮鬼脸等。多见于青春型精神分裂症。

十、意识障碍

在临床医学上，意识（consciousness）是指病人对周围环境及自身的认识和反应能力。大脑皮质功能及网状上行激活系统的兴奋性对维持意识起着重要作用。当意识障碍时，精神活动普遍抑制可分为周围环境意识和自我意识两种障碍。

1. 周围环境意识障碍

（1）嗜睡（drowsiness）：指意识清晰度降低较轻微，病人经常处于嗜睡状态，轻声呼叫或推动其肢体可立即清醒，并能正确地进行简单交谈或动作。

（2）意识浑浊（confusion）：指病人对外界刺激反应阈值明显增高，除强烈刺激外，难以引起反应，多处于半睡状态，思维缓慢，内容贫乏，注意、记忆、理解均困难，表情呆滞、反应迟钝，但吞咽、对光反射均存在，可出现原始动作，如吸吮、强握等。

（3）昏睡（sopor）：指意识清晰度进一步降低，呼叫、推动病人已不能引起反应。但强烈疼痛刺激，如针刺手足或压眶均可引起疼痛躲避反应。可有震颤和不自主运动，角膜、睫毛等反射减退，对光反射、吞咽反射迟钝但仍存在，可有深反射亢进、手足震颤及不自主运动和病理反射。

（4）昏迷（coma）：指意识完全丧失，以痛觉反应和随意运动消失为特征。病人无自发动作，对任何刺激没有反应，防御、吞咽、睫毛、角膜、对光等各种反射均可消失。

（5）朦胧状态（twilight state）：指一种意识范围明显缩窄和意识清晰度明显降低的状态，此时定向障碍明显，有片段错觉、幻觉和妄想，可在幻觉、妄想支配下产生攻击他人的行为，常忽然发生，突然中止，反复发作，持续数分钟至数小时，事后有不同程度的遗忘。

（6）谵妄状态（delirium state）：指病人在意识清晰程度明显下降的状态下，出现非协调性精神运动性兴奋和感知障碍，常为大量恐怖性错觉和幻觉，伴紧张、恐怖的情感反应，语言不连贯、喃喃自语、行为冲动、杂乱无章。此时定向障碍明显，发作历时较短，一般为数小时，偶可数天，有昼轻夜重的特点，发作后陷入深睡，醒后有不同程度的遗忘。

（7）梦样状态（oneiroid state）：病人意识清晰度降低，有梦境及幻想体验，并且常为梦境遭遇的直接参加者，其内容形象模糊不清，以假性幻觉为主，对外界刺激反应迟钝或无反应，与周围环境缺乏联系，病人可有梦呓样自语，偶尔可出现兴奋不安。一般持续数日或数月，恢复后对梦中内容能部分回忆。见于癫痫、感染和中毒性精神障碍。

前四种意识障碍是以清晰度降低为特征，后三种意识障碍以意识清晰度下降伴范围缩小或内容变化为特征。

2. 自我意识障碍

（1）人格解体（depersonalization）：是对自身的不真实体验。此时病人可觉察不到自身躯体，或精神活动的存在，如说自己的躯体和灵魂已不在世界上了，自己的脑子已不存在等。

（2）交替人格（alternating personality）：指病人在不同时间可交替体验和表现两种不同的人格。

（3）双重人格（dual personality）及多重人格（multiple personality）：指病人同时可体验和表现两种或多种不同的人格，如同时在一方面以甲，而另一方面又以乙的身份、思想和言行的精神活动方式出现。

（4）人格转换（transformation of personality）：指病人否认原来的身份，自称已变为另一个人或动物，但其思想、言行等精神活动方式不变。

人格解体属于存在性意识障碍，交替人格、双重人格、人格转换属于意识同一性障碍。

3. 意识障碍综合征

（1）梦游症（somnambulism）：指病人处于一种睡眠到觉醒的过渡状态，多在睡后 1~2 小时发生，表现为突然起床，进行简单而无目的的活动。持续数分钟后回到床上重新安静入睡。醒后完全遗忘，多见于儿童或癫痫病人。

（2）神游症（fugue）：指病人在白天处于一种睡眠到觉醒的过渡状态，无目的地外出漫游或旅行，一般持续数小时或数天，有时更长。常突然清醒，对发作中的经历有不同程度的遗忘。

（惠亚娟）

思考题

1. 病人，女，36 岁，于 1 年前无诱因出现敏感多疑，看了其丈夫妹妹的日记的内容后自觉与自己有关，为此与妹妹争吵。后在工作中无故旷工，被领导批评后，辞职在家。有两年的时间病人在家中多独处，整日将自己锁在家中，个人卫生差，并在家中胡乱收拾东西。有时说话东拉西扯，不知所云。病人经常诉头晕头痛，查头颅 CT 未见异常，情绪极其不稳定，经常打骂家人，诉家人让她吃药是在害她，为此病人公公不敢带孙子回家。睡眠较差，经常半夜起来又哭又骂，饮食亦变得不规律，很少与家人一起吃饭。

请分析：

（1）该病人的病史中有哪些精神症状？

（2）该病人可能的诊断是什么？

2. 病人，女，48 岁，话少、整天唉声叹气 4 个月入院。入院前表现木讷，说话逐渐减少，活动也比以前减少，不愿出门，在家经常唉声叹气，有时独自流泪，家人问及时偶尔低声回答，说脑子没用了，想事情想不出来了，病治不好了，自己做错事，有罪，应该死。以前喜欢看的电视连续剧也不感兴趣了。食欲缺乏，每天只吃一餐，体重明显下降，睡眠减少，早上 3~4 点钟即醒来。就诊时，由家人搀扶入室，低着头，愁眉不展，问多答少，声音低沉缓慢，或点头、摇头示意。谈到病情时，流着泪说："我该死，我对不起父母和国家，我活着没意思"。

请分析：

（1）该病人的病史中有哪些精神症状？

（2）该病人可能的诊断是什么？

第三章
精神科护理的基本技能

学习目标

1. 掌握精神障碍病人的安全护理及日常生活护理。
2. 熟悉建立治疗性护患关系的原则与技巧。
3. 能够对精神障碍病人进行正确的观察与记录，能够及时发现精神障碍病人的危机事件，并给予正确处理。
4. 具备良好职业道德和专业素质，能与病人开展良好的沟通。

精神障碍病人不能正确地反映客观事实，其行为不能为正常人所理解，学会应用交流技巧与病人进行有效的交流，加强对精神障碍病人的观察与记录，正确应对病人的危机事件，并对病人进行针对性康复训练是精神科护士必须具备的技能。

案例导学与思考

案例导学

新毕业的护士小丽给8床的吴奶奶发口服药。因为吴奶奶需长期服用维生素C，所以医生给吴奶奶开了50片。小丽拿着药瓶对吴奶奶详细解释药的服用方法："吴奶奶，这是汪医生给您开的维生素C片剂，您每天吃3次，最好在饭后吃。"吴奶奶不停地点头。小丽刚走没多久，汪医生路过吴奶奶床旁时，发现吴奶奶正把所有维生素C片剂倒出来，在认真地数数。汪医生感到非常奇怪，上前询问后才知道，原来小丽忘记交代一次吃多少片，吴奶奶理解为50片维生素C分三次吃，她正准备把它们分开。

思考：

1. 护士犯了什么错误？
2. 护士如何与病人建立良好的治疗性护患关系。

第一节　治疗性护患关系的建立

人与人接触交往，彼此产生互动，通过沟通，双方在思想上、情感与行为上相互交流，即形成了人际关系。护士在医院利用专业知识和技能，有目的、有计划地与病人接触沟通所形成的关系称为治疗性护患关系，简称护患关系。护患关系的特征为：护士对病人表达接纳、同情、支持和帮助，具有工作性、专业性和帮助性。

在精神科领域，精神障碍病人因为疾病的原因，认知、情感、意志活动偏离正常，自知力缺乏，不能正确认识和评价自己，社会功能受损，尤其是人际交往的功能受损，因此建立良好的护患关系就更困难、更有必要性。所以，如何与病人建立良好治疗性护患关系，并借此关系达到维持病人基本生理需求，减轻焦虑、增强自信与自尊、促进与他人沟通及自我开放、学习适应社会的行为模式的目的，是每一个精神科护士的基本技能。

一、基本要求

（一）了解病人及家属的基本情况

护士与病人接触首先应了解病人的基本情况，从而采取与病人接触的合适方式，选择适当的交谈内容，主动提供病人所需要的帮助。

1. 一般情况　病人的姓名、年龄、性别、相貌、民族、籍贯、宗教信仰、文化程度、职业、兴趣爱好、个性特征、生活习惯、婚姻家庭状况、经济状况等。

2. 疾病情况　病人的精神症状、发病经过、诊断、治疗、护理要点、特殊注意事项等。

（二）正确认识精神障碍病人

1. 精神障碍病人并不是大脑所有的功能都异常，只是功能的一部分偏离正常，他们的行为是有目的、有意义的，是为了满足某种需要而表现的，特别是神经症病人，其自知力基本存在，社会功能良好，因此要学会与病人沟通，了解其真实的欲望和需求，帮助他们解决问题。

2. 精神障碍病人离奇或荒诞不经的表现是疾病的表现，就像躯体疾病所具有的相应症状和体征一样，无好坏之分，无对错之分，与人品道德无关，不能以常人的标准来评定。

（三）接触病人应具有的态度

1. 具有同理心　护士要设身处地为病人着想，根据病人的言谈举止判断病人的思想、感觉、心态、处境和需要，尽量满足病人的合理需求，理解并且体会病人的内心痛苦，为病人解决问题，简单地说就是要同情理解病人，这是精神科护士最起码的职业道德要求。病人住院后会有强烈的信息需要及被尊重和关注的需要，护士可以为病人提供与疾病相关的信息，给予病人尊重及关注，这样有利于护患关系的建立。同时，病人入院初期存在对陌生环境产生焦虑、恐惧以及出院后能否适应院外生活等方面的担忧，护士都应给予支持性安慰，以减轻病人的痛苦。

2. 尊重病人人格　尊重病人人格应首先做到平等对待，不歧视，不能因为病人症状而嘲笑甚至愚弄病人，不能表现出轻视的态度，注意尊重病人，以增强病人自信心。当进行治疗或谈话之前要先征得病人同意，及时改进和采纳病人意见或提出的方案。应向病人介绍或说明其治疗及护理情况，尊重其知情权，以取得病人合作。对于病人的隐私、病史要予以保密。这样会让病人感到被尊重，从而能够信任、尊重护士，治疗性护患关系才能得以发展。

3. 持续性与一致性的态度　持续性是指病人在住院期内有相对固定的护士与其经常性地接触沟通，护士必须每日安排时间与病人接触交流，随着接触交流频率的增加，治疗性护患关系将逐步得到发展和巩固。一致性是指护士对同一病人前后一致或对不同病人要始终以一样的真诚态度接纳、对待；也指不同医护人员对同一病人应以一致态度对待。持续性和一致性的态度有利于建立和发展良好的护患关系，反之则会影响甚至破坏护患关系。

（四）良好的自身素质

护士在护患关系中起着主导地位，因此护士应该加强自身修养，树立良好形象，做到服装整洁、仪表大方、举止从容、谈吐文雅、操作熟练、态度良好，病人就会感到护士和蔼、亲切可信，从而愿意与护士接触沟通。同时护士应具有高度的预见性和敏锐的观察力，及时发现并解决问题，掌握疾病的症状及发展规律，做好防范及应对措施。同时，护士的心理状态对护理质量也具有明显影响，关注护士的心理保健，也成为建立良好护患关系的重要环节。

二、基本技能

护患沟通是护士与病人之间交流信息和情感，建立良好护患关系的过程。良好的护患沟通可以提高病人的护理依从性，增强病人的康复信心，减少和避免护患纠纷。因此，在护理过程中，必须加强护士沟通能力的培养。下面就沟通技巧进行介绍。

（一）语言交流技巧

1. 富有亲切感和同情心　病人患病后无论生理、心理都需要他人帮助。这种需求比平常更多、更强烈。很多病人患病后担忧自己的生命安全，焦虑不安，变得特别敏感。他们常常从医务人员的表情、动作来猜测自己病情的轻重及有无治愈的希望，所以我们更要满腔热忱地去帮助他们。

2. 接纳病人的感受，尊重病人人格　要接纳病人情感，努力去理解他们的行为，不要采取批评指责的态度。让病人有充分倾诉的机会，认可其谈话的价值，即使病人讲话粗鲁，甚至不礼貌也要忍耐。

3. 从病人的立场出发　护士的态度要温和，要使用彼此听得懂的语言。首先要放松，告诉病人请他来的理由，让病人安定下来，与护士建立会谈关系。

4. 提问的技巧　提问是交谈的基本手段。交谈者能否提出合适的问题是有效交谈中最重要的技巧。一般来说有两类提问方式：开放式和封闭式。

（1）开放式提问：给回答一方以思考判断和发挥的余地，鼓励病人说出自己的观点、意见、思想和感情。提问者可从对方的回答中获得较多的信息。如“您有哪些不舒服？您因为什么来看病？”，缺点是需要的时间较长。

（2）封闭式提问：将病人的反应限制于特别的信息范畴之内的问题为封闭式问题。常被人们与是非题联系在一起，如回答“是”或“否”。如“你是否经常吸烟”“你感到呼吸比昨天好些，差些，还是基本上一样”“你的家族中有心脏病史吗”“生病使你感到恼怒吗”封闭式提问常用于收集统计资料，病史采集或获取诊断性信息，为澄清某个问题，适用于互通信息性交流中和会谈结束时，缺点是病人得不到充分表达的机会，护士也难以获取全面的信息。

5. 重复　在交谈过程中，重复是交流的反馈机制，通过重复，医护人员可以让病人了解自己正在倾听他的讲述，并理解他所说的内容。重复给病人以一种自己的话有人倾听，正在生效之感，加强其自信心。使病人感到自己的话有效果或被理解时，就会感到被鼓励，从而继续讲述，并进一步思考。

（二）非语言交流技巧

除语言交流手段外，还有非语言交流手段，包括人的表情、手势、情绪、气质和性格以及交谈病人双方的相互状态等。

1. 倾听　指全神贯注地接收和感受对方在交谈时发出的全部信息（包括语言和非语言），并做出全面的理解，这是最重要也是最基本的一项技能。护理人员必须尽可能花时间耐心倾听病人诉说。如果病人离题太远，可以通过提醒帮助病人回到主题，应该允许病人有充裕的时间描述自己的身体症状和内心痛苦，打断诉说可能丧失病人的信任，倾听是维护良好的护患关系的最重要的一步。倾听时注意病人的非语言行为，察言观色，了解病人的意图和真实想法。

2. 眼神　在交流中要平视对方，眼神应集中在病人的耳和肩之间，除非必要，不应直视病人双眼，因为直视会使人感到紧张而不安。看病人的眼神不应游移不定。

3. 面部表情　和蔼可亲、平易近人是人际交往的先决条件，面部表情往往能反映内心的情感，护士在倾听时应注意自己的面部表情，适时表达自己的内心感受。

4. 站立　与有冲动倾向病人接触时，可站在病人的右侧或正前方，这样便于避免伤害。若正面站立则应站在1m以外。与有暴力行为倾向的病人接触时，最好隔一张桌子或选择靠门的方向。与无冲动倾向病人接触时，护士应靠近病人，以40~50cm为宜。

第二节　精神障碍病人的护理观察与记录

精神障碍病人的护理观察与记录是精神科护理的重要环节。通常精神症状的表现在很短的时间内是很难完全表露出来的，除了依靠病史以及各种辅助检查外还需全方位的观察，才能做出明确的判断。护士与病人接触机会最多，从病人的言语、表情、行为和生命体征的观察中，可以及时发现病人症状的变化，了解病人的需求，使护理活动有目标、有针对性，以便及时提供有效的护理服务。

一、护理观察

（一）观察的内容

1. 一般情况　病人的仪表、个人卫生情况、衣着和步态；全身有无外伤；个人生活自理能力；与周围人接触交往的态度，如主动或被动，热情或冷淡，合群或孤僻，粗暴或抗拒；对医护人员及周围环境的态度；参加文娱等活动的积极性；对住院及治疗、护理的态度等。

2. 精神症状　病人有无意识障碍；有无自知力；有无幻觉、妄想，病理性情感，病态行为如自杀、自伤、伤人、毁物、强迫、刻板、模仿行为等精神症状；有无思维中断、不连贯、破裂性思维、病理性象征性思维；情感的稳定性和协调性如何；精神症状有无周期性变化等。

3. 躯体情况　病人的一般健康状况，如体温、脉搏、呼吸、血压等是否正常；有无躯体各系统（呼吸、循环、消化、内分泌）疾病或症状；有无脱水、水肿、呕吐或外伤等。

4. 治疗情况　病人对治疗的态度、合作程度；治疗效果及药物不良反应；有无藏药、拒绝治疗的行为及其他不适感等。

5. 心理需求　病人目前的心理状况和心理需求；急需解决的问题以及心理护理的效果评价。

6. 社会功能　包括学习、工作、人际交往能力等。

7. 环境观察　包括病人床单位、病区有无安全隐患，周围环境中有无危险物品，病人有无暴力和意外行为的发生，还要注意病房环境是否整齐、卫生、安全、舒适。确保病人在住院期间的安全是精神科护士最重要的职责之一。

（二）观察的方法

大多数精神障碍病人不会诉说，或将自己的不适归为错误的认知，护士需要主动地、有意识地去观察病人的病情。

1. 直接观察法　是护理工作中最重要，也是最常用的观察方法。护士与病人直接接触，与其面对面地交谈或通过护理体检来了解病人的思维内容；护士通过直接观察病人的言语、表情、行为，获得病人的心理需要、精神症状与躯体状况。通过直接观察法获得的资料相对客观、真实、可靠。一般用于意识相对清晰、交谈合作的病人。

2. 间接观察法　是从侧面观察病人独处或与人交往时的精神活动表现。护士可通过病人的亲朋好友、同事及病友了解病人的情况，或通过病人的作品、娱乐活动、日记、绘画及手工作品了解病人的思维内容和病情变化。通过间接观察法获得的资料是直接观察法的补充。这种方法适用于不肯暴露内心活动或思维内容，不合作、情绪激动的病人。

（三）观察的要求

1. 目的性、客观性　护士对病情的观察要有目的性，需要知道哪方面的信息应作为重点观察内容。观察到的内容应该客观记录，不要随意猜测，以免误导其他医务人员对病人病情的了解。

2. 整体性

（1）对某一病人的整体观察：护士应对病人住院期间各个方面的表现都要观察，以便对病人有一个全面、整体的掌握，并制订合理的护理计划。

（2）对病房所有病人的整体观察：对病房所有病人要进行全面的观察，掌握每个病人的主要特点。对于重点病人或特殊病人做到心中有数，但其他病人也不能疏忽，因为精神疾病具有特殊性，病人的行为存在突发性和不可预料性。所以护理观察在病房范围内，既要重视重症病人，亦要顾及一般病人，进行整体观察。特别是平时不说不动的病人要更加注意，因为此类病人主诉少，护士对病人关注少，容易出现意外。

3. 针对性　应根据病人情况进行有针对性的观察，分析可能发生的问题。新入院病人，进行一般情况、心理情况、躯体情况等全面观察；对于开始治疗的病人重点观察其对治疗的态度、治疗效果和不良反应。疾病发展期的病人主要观察其精神症状及心理状态。恢复期病人要重点观察症状消失的情况、自知力恢复的程度及对出院的态度。有心理问题的病人重点观察其心理反应与需求。对于平时沉默的病人突然话多兴奋，积极参加活动的病人突然不愿活动等，应及时发现病人与以往的不同，找到原因，帮助病人解决问题，预防意外发生。

4. 隐蔽性　在治疗或护理过程中观察病人或与病人轻松的谈话、活动中观察病人，此时病人所表达或表现的情况较为真实。交谈过程中不要记录，这样易使病人感到紧张或反感而拒绝交流。观察病人行为也要有技巧，如有自杀观念的病人上厕所时，为防止意外，护士应该入内查看，为避免引起怀疑，护士可以关切地问“需要手纸吗”等，让病人感到自己是被关心，可避免让病人感到被监视、有不被信任的感觉。

二、护理记录

护理人员在护理活动中，通过对病人的观察、护理，并将病人动态的病情变化、心理活动及所采取的护理措施等，以文字描述或表格的形式记录下来。护理记录是医疗文件的重要组成部分，护理记录能及时反映病人的健康状况、病情及护理过程，同时护理记录作为一个重要的医疗文件，可为司法鉴定、医疗纠纷等提供依据，并为总结护理经验累积资料。

（一）记录的方式与内容

护理记录的种类、方式多种，临床上采用何种记录方式与所在医疗机构的相关规定、护理角色功能及病人的情况有关。主要有以下几种：

1. 入院护理评估单　入院评估一般在 8 小时内完成，记录方式可有叙述性书写或表格式填写。记录内容包括一般资料、简要病史、精神症状、心理社会情况、日常生活与自理程度、护理体检、主要护理问题等。

2. 入院后护理记录　临床称之为交班报告，按照整体护理的要求，记录病人的生命体征、主诉、入院时间、主要病情、治疗及护理要点，以便护士全面掌握病人的病情变化。由当班护士完成，向下一班交班。

3. 住院护理评估单　临床上以表格式居多。其记录格式按护理程序：护理评估（病情）、护理诊断（问题）、护理目标与护理计划、护理措施、护理评价（效果）。护士根据病人不断变化的病情，对病人进行每班、每日、每周阶段性护理评估，列出护理诊断，完善护理措施，按计划实施，定期评价效果。

4. 护理记录单　分一般护理记录单和危重护理记录单。一般护理记录单包括病人的病情、治疗、饮食、睡眠等情况。危重护理记录单以表格居多，记录病人的生命体征、出入量、简要病情和治疗护理要点，按每小时、每班次记录。

5. 护理观察量表　是以量表方式作为观察病情、评定病情的一种护理记录方法。即把精神科病人在日常中的情绪、言行或精神症状的表现列项制成表格，并对各项症状制定轻重程度的标准，分别给予 0、1、2、3、4 等不同的等级分。应用时，护士把观察到的情况按量表内项目要求与轻重的标准填写分数，从中可观察病情的演变和发展过程，这是精神科护理记录方法的发展和补充。目前临床常用的有《护士用住院病人观察量表》《精神病病人护理观察量表》。

6. 出院护理评估单　一般采用表格填写与叙述法相结合的记录法，内容如下：

（1）健康教育评估：指病人通过接受入院、住院、出院的健康教育后，对良好生活习惯、精神卫生知识、疾病知识以及对自身疾病的认识如何。

（2）出院指导评估：对病人进行服药、饮食、作息、社会适应能力锻炼、定期复查等具体指导的情况。

（3）护理小结与效果评价：主要对病人住院期间护理程序实施的效果与存在问题进行总结记录。最后经护士长全面了解后作出评价记录。

7. 其他　如新入院护理病例讨论记录，阶段护理记录，假出院记录，返院护理记录，转、出院护理记录，死亡护理记录等。

（二）记录的要求

1. 记录内容须客观、真实、准确、及时、完整。

2. 记录时间及频率根据病情而定，一般病人每周 1~2 次，危重病人至少每 4 小时记录一次，病情有变化随时记录，同时注意时效性，即不可拖延及提早记录。

3. 记录文字工整、字迹清楚、表述准确、语句通顺，使用统一的文字符号，书写错误处按统一规定，如用原色双线划在错别字上，将正确字写在右侧并签名，不得采用刮、粘、涂等方法掩盖或去除原来的字迹。

第三节 精神障碍病人的基础护理

精神科基础护理主要包括病人的安全护理、日常生活护理、睡眠护理、药物依从性护理及探视护理等。其中特别重要的是:①精神病病人由于幻觉、妄想的存在,没有自知力,但躯体无障碍,能自由活动,常常出现异常的行为表现,最严重的是自杀、伤人、毁物、走,因此安全护理特别重要;②精神病病人意志缺乏,对生活无要求,不关注自己,懒散,不知料理个人卫生,有的病人不能述情,不能正确表达自己的感受和要求,所以日常生活护理是精神科护士的主要基础护理工作之一。

一、安全护理

精神科危急意外情况贯穿于整个疾病过程,特别是新入院 1 周内,危及病人及他人的生命,也使治疗护理难以进行,因此,护士要有高度的安全意识,随时警惕不安全因素,谨防意外。

1. 掌握病情,有针对性防范　护士要熟悉病史,了解病人的精神症状、发病经过、诊断、治疗、护理要点、注意事项,对有自伤、自杀、冲动伤人、出走企图或行为的病人,随时注意其动态,做到有安全四防标识:防自杀、防逃跑、防冲动、防毁物。严重者必须安置于重症病室内由护士 24 小时重点监护,一旦有意外征兆及时采取积极有效措施予以防范。

2. 与病人建立信任关系　要尊重、关心、同情、理解病人,及时满足病人的合理需求,使病人感到护士可信赖。在此良好的护患关系基础上病人会主动倾诉内心活动,也易接受护士的劝慰。如流露出想自杀或有冲动伤人的征兆时,可及时制止,避免意外发生。

3. 严格执行护理常规与工作制度　护士要严格执行各项护理常规和工作制度,如给药护理、测体温、应用约束带、外出活动护理、病人洗澡时护理等常规以及交接班制度、岗位责任制度等。因为稍有疏忽将会给病人带来不良后果,甚至危及病人生命。各项护理常规与工作制度都需要在长期的工作实践中总结经验教训,护理人员只有严格执行各项护理常规和工作制度,才能做到防微杜渐,防患于未然。

4. 加强巡查,严防意外　凡有病人活动的场所,都应安排护士看护,根据病人病情和护理级别按时巡视,做到重点病人不离视线,以便及时发现病情变化。使用约束带的病人要注意保护,防止被其他病人伤害。在夜间、凌晨、午睡、开饭前、交接班等时段,病房工作人员较少,护士要特别加强巡视;厕所、走廊尽头、暗角、僻静处都应仔细察看,这些场所极易发生意外。

5. 加强安全管理

(1)保证环境安全:病房设施要安全,门窗有损坏及时修理。病区、办公室、治疗室、配餐室等场所应随时上锁。

(2)严格病室内危险物品的管理:病区内危险物品严加管理。如药品、器械、玻璃制品、锐利物品、绳带、易燃物等要定点放置,并加锁保管。交接班时,均要清点实物,一旦缺少及时追查。若病人借用指甲钳、缝针时,需在护理人员看护下进行,并及时收回。

(3)加强安全检查:凡病人入院、会客、请假出院返回、外出活动返回均需做好安全检查,防止将危险物品带入病室。每日整理床铺时,查看病人有无暗藏药物、绳带、锐利物品等。经常对整个病区环境,床单位,病人的鞋、袜、衣袋等,一切可能存放危险物品的地方,进行安全检查。

6. 安全常识教育 重视对病人及其家属进行有关安全常识和安全管理制度的宣传和教育，引导他们理解和配合安全管理。

7. 隔离保护 一旦发现病人有强烈的自杀企图、严重的暴力倾向，要暂时将病人隔离，给予保护性约束。约束期间注意观察四肢血液循环情况，定时按摩、活动肢体，协助大、小便，保持床单位清洁、干燥，鼓励病人配合治疗和护理。病人精神症状好转后及时解除约束，护士及时清点收回约束带。

视频：精神障碍病的安全护理

二、日常生活护理

精神病病人受精神症状支配，常处于情感淡漠、活动减少、生活懒散、个人生活自理能力下降，甚至丧失。护士应鼓励和协助病人料理好日常生活，女性病人还要注意其月经情况。日常生活护理是精神科护理的一项重要内容。

1. 口腔和皮肤护理

（1）新病人入院，做好卫生处置，并检查有无外伤、皮肤病、头虱、体虱、压疮等，并及时做相应处理。

（2）督促、协助病人养成早、晚刷牙、漱口的卫生习惯。对危重、木僵、行为紊乱、被约束等生活不能自理的病人做好口腔护理。

（3）督促病人饭前、便后洗手，每日梳头、洗脸、洗脚，女性病人清洗会阴。

（4）定期给病人洗澡、理发、洗发、剃须、修剪指甲。生活自理困难者，由护士协助，包括女性病人经期的卫生护理，使病人整洁舒适，帮助病人保持衣着整洁，指导病人增减衣服、整理服饰，定期更换衣物。

（5）卧床病人予以床上沐浴，定时翻身，注意观察受压的骨突部位皮肤，帮助肢体功能活动，保持床褥干燥、平整，做好防压疮护理。

2. 排泄护理

（1）由于病人服用精神科药物容易出现便秘、排尿困难甚至尿潴留的情况，因此，需每天观察病人的排泄情况。对3天无大便者，可给予适宜的缓泻剂（如番泻叶泡水服）或清洁灌肠，及时解决便秘的痛苦，并预防肠梗阻、肠麻痹的发生。鼓励病人多饮水，多食蔬菜、水果，多活动，以预防便秘。对排尿困难或尿潴留者，先诱导排尿，无效时可按医嘱导尿。

（2）对大小便不能自理者，如痴呆、慢性衰退等病人，要观察其大小便规律，定时督促，陪伴如厕或使用便器，并进行耐心训练。尿湿衣裤时，及时更换，保持床褥干燥、清洁。

3. 衣着卫生及日常仪态护理 关心病人衣着，随季节变化及时督促和帮助病人增减衣服，以免中暑、感冒、冻伤等。帮助病人整理服饰，保持衣着干净，定期更衣，随脏随换，衣扣脱落及时缝钉。关心和帮助病人修饰仪表仪容，鼓励病人适当打扮自己，尤其是病情缓解、康复待出院病人、神经症病人。有条件者为病人设美容室、理发室，以满足病人爱美的需要，有利于病人增强自尊、自信，提高生活情趣。

视频：精神障碍病的日常生活护理

三、饮食护理

精神障碍病人在饮食上可出现各种情况，有人认为食物有毒，拒绝进食；有人自称有罪，不肯进食；有人不知饥饱，暴饮暴食、抢食，甚至吞食异物；木僵病人因处于精神运动性抑制而不能进食；药物不良反应所致的吞咽困难也影响病人进食。精神病以药物治疗为主，若病人饮食情况差，进食少或不能进食，其不能耐受药物作用，致使治疗难以维持。药物不良反应所致的吞咽困难、暴饮暴食、抢食，均可导致噎食。因此，护士要认真做好饮食护理，协助病人正常有序地进食，保证治疗正常进行。

1. 进餐前的安排

（1）进餐形式：一般采用集体进餐，有助于消除病人对饭菜的疑虑，调动病人进食情绪，有利于护理人员全面观察病人进餐情况。

（2）进餐安排：安排病人于固定餐桌定位入座，使病人有秩序地进入餐厅后，各就各位，工作人员能及时发现缺席者，及时处理。

2. 进餐时的护理

（1）在进餐过程中，护士分组负责观察，关心病人进餐情况，如进餐时秩序、进食量、进食速度。防止病人倒食、藏食，防范病人用餐具伤人或自伤。巡查有无遗漏或逃避进餐的病人，并时刻提醒病人细嚼慢咽，谨防呛食、窒息。进餐时分别设普通桌、特别饮食桌、重点照顾桌。①普通桌：供大多数合作或被动合作的病人就餐，给予普通饮食。②特别饮食桌：供少数有躯体疾患或宗教信仰不同，对饮食有特别要求的病人就餐。如少盐、低脂、高蛋白、素食、糖尿病、半流质饮食等。由专人看护，按医嘱、病情、特殊要求，准确无误地给予适宜饮食。③重点照顾桌：安排老年、吞咽困难、拒食、藏食、生活自理困难需喂食者，由专人照顾，严防意外。④重症病人于重症室内床边进餐。

（2）对抢食、暴食病人，安排单独进餐，劝其放慢进食速度，以免狼吞虎咽发生噎食，并适当限制进食量，以防过饱发生急性胃扩张等意外。对欲吞食异物的病人要重点观察，必要时予以隔离。外出活动需专人看护，以防食入不卫生、危险的物品等。

（3）对拒食病人的护理，需针对不同原因，想办法使之进食，必要时给予鼻饲或静脉营养，并做进食记录，重点交班。①有被害妄想、疑心饭菜有毒的病人，先由他人试尝，或与他人交换食物。适当满足要求，以解除疑虑，促使进食。②有罪恶妄想者，自认罪大恶极，不配吃饭而拒绝进食，可将饭菜拌杂，使病人误认为是他人的残汤剩饭而促使进食。③有疑病妄想、抑郁寡欢、消极自杀、否认有病而不肯进食者，应耐心劝导、解释、鼓励，亦可邀请其他病人协同劝说，往往能促使病人进食。④对被幻听吸引而不肯进食的病人，可在其耳旁以较大声音劝导提醒，以干扰幻听而促使病人进食。⑤对阵发性行为紊乱、躁动不安而不肯进食的病人，应视具体情况，不受进餐时间的限制，待其病情发作过后较合作时，劝说或喂之进食。⑥木僵、紧张综合征的拒食病人，予以鼻饲，或将饭菜置于床旁，有时病人会自行进食。⑦对伴有发热、内外科疾患的病人，因食欲不佳而不愿进食的，应耐心劝说，并尽力设法烹饪病人喜爱的饮食，使之进食，亦可允许家属送饭菜。

四、睡眠护理

睡眠属于保护性抑制过程，睡眠的好坏预示着病人病情的好转、波动或加剧，有的病人伪装入睡，趁人不备寻隙自杀或外走。因此，做好精神障碍病人的睡眠护理非常重要。

1. 创造良好的睡眠环境

（1）病室空气流通，温度适宜，光线柔和，有利于稳定病人情绪，易于入睡。

（2）保持床单位清洁，床褥干燥、平整，被褥软硬、冷暖适度，使病人感到舒适。

（3）保持环境安静，有兴奋躁动病人应安置于隔离室，并及时做安眠处理。工作人员做到“四轻”，保持病室内安静。

2. 安排合理的作息制度　教育和督促病人遵守作息制度，白天除午休安排 1~2h 外，其他时间要组织病人参加适宜的工、娱、体活动，以利于夜间正常睡眠。

3. 养成有利睡眠的习惯

（1）睡前忌服引起兴奋的药物或饮料，餐后不过量饮茶水或咖啡，临睡前要排尿，避免中途醒后影响睡眠，难以入睡。

（2）睡前避免参加激动、兴奋的娱乐活动和谈心活动。

（3）睡前用热水浸泡双脚或沐浴，使病人放松，促进睡眠。

（4）要取健康的睡眠姿势仰卧和侧卧，不蒙头盖面，不俯卧睡眠。

4. 及时处理失眠病人

（1）体谅病人的痛苦与烦恼心情：对未入睡病人，护士要体谅其因失眠而痛苦与焦躁不安的心情，容忍由此引起的情绪波动和激惹，耐心听取其所述，予以精神安慰，帮助稳定情绪，无效时按医嘱给予药物，帮助入眠。

（2）指导病人放松或转移注意力帮助入睡：放松法有甩手操、放松功、放松训练等，可使肌肉放松、精神放松，促进睡眠。转移方法，如有意识地翻阅无故事情节的理论书，引发疲倦。也可将头脑中思考的问题写在纸上，这会有一种心理放松感而有利入眠。

（3）分析失眠原因，对症处理：病人失眠的原因多种，如新入院病人对医院环境陌生、不适应、害怕，也有病人对治疗反感或恐惧导致失眠，要耐心劝慰、进行保护性解释，使其有安全感；也有病人因病痛及身体各种不适而引起的失眠，应及时帮助缓解疼痛，排除不适；也有因过多思考生活事件，如婚姻、工作、经济等导致焦虑、紧张而失眠，可让其倾诉烦恼，病人会感到轻松，同时进行心理辅导；对主观性失眠者可在其睡后用红笔在手臂上做记号，待醒后善意告知病人以证明确实睡着过，这可缓解病人对睡眠的焦虑担忧情绪。若睡前过分焦虑，也可用安慰剂暗示治疗；对抑郁症及幻觉、妄想症状严重的未入眠者，要及时按医嘱予以药物处理，加速帮助入睡，以免夜深人静，病人的抑郁情绪或幻觉、妄想症状加重而引发意外。

5. 加强巡视，严防意外　护士要进入病床旁巡视，仔细观察病人睡眠情况，包括睡眠姿势、呼吸音、入睡情况等，要善于发现佯装入睡者，尤其对有自杀病人做到心中有数，及时做好安眠处理，防止意外发生。

（方　映）

思考题

某病人出院后需要做腹部 B 超和 X 线钡餐检查。当天下午，责任护士将检查预约单交给病人并对他说：“明天上午不要吃早餐，要到 B 超室和放射科做 2 个检查。”病人点点头，接过检查单,负责护士便离开了。第二天,病人遵照护士指示没吃早餐,先做了 X 线钡餐检查,然后准备去做 B 超,B 超室的工作人员告诉病人由于刚做过钡餐,显影剂仍潴留在胃肠道,影响 B 超检测的准确性,暂时不能做 B 超,必须另约时间。因为耽误了检查,延迟了诊断时间影响病人下一步的治疗,病人以此为由进行投诉。

请分析:

护士与此病人如何建立良好的治疗性护患关系。

第四章
精神障碍病人危机状态的防范与护理

学习目标

1. 掌握精神障碍病人危机状态的概念和常见类型。
2. 熟悉暴力行为、自杀行为的防范与护理。
3. 了解噎食、木僵的防范与护理。
4. 能识别各种常见的危机状态,知道该如何处理危机状态的病人。
5. 培养精神科护理人员解决精神障碍病人危机状态的专业素质。

精神障碍病人危机状态是指病人存在威胁自身或者他人生命安全可能性的一种严重的、需要立即干预的状态。最常见的精神障碍病人的危机状态是暴力行为,其他还包括自杀行为、出走行为、噎食和吞食异物行为、木僵等。

案例导学与思考

案例导学

李某,女,21岁,未婚,因失恋常无故发笑、骂人、被害妄想半年,以"精神分裂症"收住入院,病人入院后自述常有人骂她,故要保护自己,见人就打,随手捡起东西就扔。幻视鬼怪进入自己的身体,以头撞墙,被及时制止。生活不能自理,捡起地上的垃圾就吃。

思考:

1. 病人目前处于什么状态?
2. 如果你是她的主管护士该如何护理?

第一节　暴力行为的防范与护理

暴力行为(violence)是指精神障碍病人在被害妄想、幻听、易激惹等精神症状及各种心理、社会因素的影响下,出现伤害他人、毁坏物品的行为。有暴力行为的病人在家庭生活中会经常伤害家庭成员或邻里甚至陌生人,损害家庭财物。在住院过程中也会伤害到病友甚至医务人员。有暴力行为的病人威胁了他人的生命安全,影响了社会秩序。

一、护理评估

(一)暴力行为发生的原因及危险因素的评估

1. 精神疾病　不同的精神疾病病人暴力行为的发生与否、严重程度都不一样。总体来说，精神分裂症的病人暴力行为发生的概率是最高的，躁狂发作、抑郁发作、精神活性物质所致精神障碍、器质性精神障碍病人都有较大可能发生暴力行为。常见引起暴力行为的精神症状有幻觉、妄想、意识障碍、情绪障碍等。妄想和幻觉支配的精神障碍病人出现暴力行为较为突发，伤害较大，难以预防，甚至难以控制。躁狂抑郁双向障碍的病人同时具有抑郁发作病人的特点，有可能会先伤害他人再自杀，预防困难，控制难度大。

2. 心理发展 早期个人的成长经历与成年后的行为模式密切相关。个体早期经验被忽视或被虐待，可造成孩子的暴力趋向。例如成长期性格形成过程中处于暴力环境等，会限制个体利用支持系统的能力。从社会文化因素考虑，模仿家庭成员、同一群体成员、大众传媒，认为勇猛好斗是优良品质等都会导致攻击行为增多。

3. 性格特征 性格方面多表现为多疑，固执，缺少同情心与社会责任感；情绪不稳定，易紧张，喜欢寻找刺激，但易产生挫败感；缺乏自尊与自信，应付现实能力与人际交往能力差。既往有暴力史，习惯用暴力行为来应对困难及挫折。

4. 人口学因素 年轻、男性、单身、失业、有暴力行为史的病人更容易发生暴力行为。

5. 诱发因素 长期强制住院和封闭式的管理环境容易引起病人怨恨和反感，促使暴力行为的发生；医务人员态度较差、护患沟通不良、病人要求未满足等因素也可促使暴力行为发生。

（二）暴力行为发生的征兆评估

1. 具有攻击行为病人的特征 精神障碍病人出现暴力行为会表现出表情紧张且僵硬，紧握拳头，身体活动量增加（如踱步、拍门、踢床、摔东西，急躁不安等）。攻击性及敌意性的言语；甚至会私藏危险物品；有被害妄想、幻觉、焦虑、抑郁、恐惧等常见精神症状；对工作人员及医院不满意；有的可能会有精神活性物质滥用的情况。

2. 快速评估

（1）确认有无伤他人或自己的危险。

（2）该病人与他人的距离。

（3）该病人的暴力行为是否立刻发生。

（4）该病人是否已经与他人身体接触。

（5）发生的伤害是否需要立即处理。

（6）暴力行为与精神症状的关系。

3. 情绪评估

（1）恐惧：感到自身受到威胁。

（2）挫折：要求未满足或发泄怨气。

（3）绝望：情绪低落，无希望感。

（4）操纵或控制：表现出要伤害他人的样子，迫使人们满足其要求。

（5）强迫：以暴力抢夺、占有。

二、护理诊断

有对他人/自己施行暴力行为的危险 与幻觉、妄想等症状有关。

三、护理目标

1. 病人住院期间能自控，未发生暴力行为。

2. 病人可以选择恰当的方式来表达自己的情感，发泄自己的不满。

四、护理措施

（一）预防暴力行为的发生

对于精神障碍有暴力行为可能性的病人，医护人员应密切关注病情变化，预防为主。若发现暴力行为的先兆表现，立即干预，将暴力行为扼杀在摇篮中。避免发生是关键。

1. 药物治疗　出现暴力行为的常见精神疾病需要使用精神药物治疗。在用药的过程中，可能会出现一系列的药物不良反应，或者病人不认为自己有病，而出现藏药、拒服药、吐药等情况，影响治疗效果，导致病情加重，出现暴力行为等。

2. 保证环境安全　定时多次对精神障碍病人所处环境进行安全检查，危险物品（刀、剪、绳、锐器、玻璃、火柴、打火机等）及可加工的危险物品（牙刷、扫帚、笔、筷子等）都要清理，扫除安全隐患。同时也应尽量保证环境安静整洁，布置舒适温馨，颜色不要太过浓烈，避免对病人造成刺激。

3. 正确引导　护理人员和病人沟通的过程中，要注意自己的语言、说话的态度、技巧等，传达对病人坦诚、接纳的态度，避免激怒病人，更不要挑衅、谩骂病人。要正确地引导病人找到合适的活动发泄负性情绪或者向他人倾诉，进行自我疏导。也可以在引导过程中使用恰当的非语言沟通技巧，一定要与病人保持恰当距离（一般应在 1m 以上，有暴力倾向者应在 4m 以上）。

（二）紧急处理暴力行为

处于潜伏期的暴力行为未能及时得到干预导致暴力行为发生，护理人员需要立即着手的是暴力行为的紧急处理工作。

1. 团队协作　精神障碍病人出现暴力行为时，护理人员切忌单独行动，一定要积极主动需求帮助，团队协作共同解决问题。时刻谨记“安全第一”的原则。

2. 尽快控制　疏散围观病人，尽快控制局面，尽量保护所有人安全。一人为代表与病人沟通，语速缓慢、语气温和、语音低沉，以劝为主，让病人放下危险物品，提醒病人暴力行为可能会出现的后果。必要时家属上前劝阻，以情动人。同时要注意危险物是否会伤害他人。若都不能劝阻病人，应立即解除危险物品，可以在尽量不伤害病人的前提下，多人迅速制止病人。

3. 隔离与约束　隔离与约束是对精神障碍病人较早使用的控制方法，当其他方法不奏效时，必要时也可实施。隔离和约束的目的既是为了保护病人自身安全，也是为了保护他人安全。隔离和约束前要尽可能与病人沟通，尤其不能将保护性约束变成惩罚性约束。

4. 药物治疗　药物治疗可以与隔离和约束同时使用。常用的药物有氟哌啶醇、地西泮等。

5. 行为方式重建　建立新的行为反应方式。包括各种行为治疗及生活技能训练等。训练如何建立人际交流关系，如何应付挫折，如何控制自己的情绪，如何做出自己的决定，如何正确地评估自己的行为等方法。

0401

微课：出现暴力行为时的护理措施

五、护理评价

经过上述护理措施的实施，病人是否学会自我疏导，自我调节；病人是否能预知暴力行为发生的先兆，立即寻求帮助；病人的人际关系是否得到改善；病人是否发生暴力行为。

第二节 自杀行为的防范与护理

自杀（suicide）是指有意识的伤害自己的身体，以达到结束生命的目的。自杀是精神障碍病人常见的死亡原因。抑郁发作和精神分裂症病人自杀死亡的人数较多。常见的有自杀意念、自杀未遂、自杀死亡三种形式。有自杀意念但未行动是自杀意念；有意念有行动但未成功是自杀未遂；有意念有行动最终结束生命是自杀死亡。

知识链接

世界预防自杀日

2003 年 9 月 10 日被世界卫生组织定为首个“世界预防自杀日”，为了让公众对自杀引起关注，世界卫生组织和国际自杀预防协会呼吁各国政府、预防自杀协会和机构、当地社区、医务工作者以及志愿者们，加入到当天的各项地方性行动中，共同提高公众对自杀问题重要性以及降低自杀率的意识。首个“世界预防自杀日”的口号为“自杀一个都太多”。

一、护理评估

（一）自杀的原因及危险因素评估

1. 精神疾病 有自杀倾向的精神疾病有：精神分裂症、心境障碍、人格障碍、神经症及精神活性物质所导致精神障碍。导致自杀常见的精神症状有幻觉、妄想、情感低落、易激惹等。根据研究表明，约有 50% 的抑郁发作病人有过自杀行为，15% 的抑郁发作病人最终死于自杀。约有 40% 的精神分裂症病人有过自杀意念，约有 10% 的精神分裂症病人死于自杀。

2. 其他

（1）遗传因素：家庭成员中有过自杀行为是自杀的重要危险因素。可能与遗传物质的传递或家庭成员自杀行为的认同和模仿有关。

（2）家庭社会支持因素：病态的心理使得病人认为自己的家庭社会支持系统对自己关心较少，在生活中遇到各种困难会使病人倍感压力，情绪紧张，自杀的概率相较于普通人高。

（3）性格：性格不够成熟，始终认为所有事情非黑即白，不能多角度看待问题，解决问题。总是看到人性的阴暗面，封闭自己，妄自菲薄，又自怨自艾，情绪不稳，好冲动。

（二）自杀行为发生征兆

1. 曾有过企图自杀的行为。
2. 经常无故情绪低落、失眠，甚至体重减轻。
3. 开始分发财产，处理所谓“身后事”。
4. 将自己与他人隔离。
5. 突然谈论“死亡”。
6. 私藏危险物品。
7. 有严重的罪恶妄想。
8. 自己知道有病，表示不想拖累亲人。

9. 行为受幻听的支配。
10. 生活中突遭变故。

(三)自杀意愿强烈与否

1. 自杀意念出现的频率如何?
2. 有没有将自杀意念付诸行动的意愿?
3. 情绪低落会不会自动缓解?
4. 是否愿意与他人接触?
5. 有没有自杀计划?
6. 有没有提前写遗书?

二、护理诊断

1. 有自杀的危险 与绝望的情绪、幻听有关。
2. 应对无效 与社会支持系统不足、处理事务的技巧缺乏有关。

三、护理目标

1. 病人无自杀行为。
2. 病人能正视自己痛苦的内心体验。
3. 病人人际关系改善。
4. 病人自杀意念消失。
5. 病人对生活有正确认识。
6. 病人掌握合适的应对技巧。

四、护理措施

(一)自杀的预防

1. 提供安全环境 有自杀倾向的病人一定要做好环境安全检查工作,防患于未然,严禁病人所处环境有危险物品。做好宣教工作,当病人和院外接触时,也要避免危险物品流入病房,例如充电线、鞋带等。

2. 评估自杀危险 当病人出现自杀征兆时,密切观察,评估其有无将自杀意念转化为自杀行为的途径,密切监视,及时干预。

3. 建立良好的护患关系 护理人员应和病人多沟通,以坦诚接纳的态度对待病人,帮助其剖析自杀的原因,取得病人信任,倾听病人的诉说。虽不能完全做到感同身受,也要让病人感觉到平等公平,以及护理人员对病人的安慰和鼓励。

4. 签订安全契约 与病人签订不自杀契约。

5. 鼓励病人参加有益活动 鼓励病人参加感兴趣的活动,有助于释放负性情绪,下棋、唱歌、跳舞、养花等可以增加病人的生活乐趣,增加自信,提升自我价值。

6. 调动社会支持系统 最主要是调动家庭支持系统,家属应关心、爱护、尊重病人,而不是将病人放在医院治病后不闻不问,轻视忽略。全社会都应该正确认识自杀倾向的精神障碍病人,如自杀行为的预防得不到社会的支持,一切都是纸上谈兵。

微课:自杀的预防

（二）常见自杀行为的急救

1. 服毒　对于精神障碍病人而言，因其精神类药物接触较容易，易导致服毒自杀的可能性增高。一旦发现服毒自杀病人，应立即急救，具体操作如下。

（1）首先评估病人的生命体征、意识、瞳孔、肤色、分泌物、呕吐物等。

（2）判断所服毒物的性质及种类。

（3）对意识清醒的病人，催吐、洗胃。对刺激不敏感者，可先口服适量洗胃液后，再催吐。对服毒的病人，无论服毒时间长短，均应彻底洗胃。

（4）对所服毒物种类不明确者，留取胃内容物标本送检。

（5）洗胃后，可用硫酸钠溶液导泻。

（6）对意识不清或休克的病人，应配合医生进行急救处理。

2. 坠楼　坠楼是较为常见的精神障碍病人的自杀方式。发现病人自高处坠落，首先立即检查有无开放性伤口，检查病人有无意识障碍，有无头痛、呕吐，外耳道有无液体流出，肢体有无骨折等，对开放性伤口，应立即止血。如果发现骨折，应减少或避免搬动病人，搬运时应使用硬板。如果病人休克应就地进行抢救，必要时配合使用心肺复苏，初步对病人进行处理后，拨打 120 送入医院治疗。

五、护理评价

经过上述护理措施的实施，病人能否自述不再自杀，或有自杀意念时，及时疏导；病人的抑郁情绪是否好转，能否寻求到积极有效的应对技巧；病人有良好的家庭社会支持系统，感觉被尊重、被关心、被爱护；病人是否学会向他人表达情感，人际关系是否改善。

第三节　出走行为的防范与护理

出走行为（run-away behavior）是指精神障碍病人未经医院准许擅自离开医院的行为。病人离院的行为可能会造成无法挽回的后果。对于出走行为应该以预防为主。

一、护理评估

（一）出走的原因及危险因素的评估

1. 精神疾病　有些病人出现抑郁状态，医院防范严密，病人出走以实施自杀行为；病人自知力缺乏，认为自己无病，觉得住院是被监视、被迫害、浪费钱，逃避就医而出走；有些病人受被害妄想或幻觉等症状支配而出走；有严重定向力障碍的病人出走后往往找不到回家的路。

2. 医院管理松懈　医护人员管理松懈让病人有机可乘，医护人员对病人态度不够好使病人产生不满情绪等。

3. 思念亲人　年龄越小越无法忍受远离亲人、受限制的单调住院生活；大部分病人对住院治疗存在顾虑，如害怕配偶对自己不忠、别的病人突然袭击自己、追杀自己、害怕电抽搐治疗等。

（二）出走行为的征兆评估

1. 病人有过出走史。

2. 病人常在门口活动，异常关心工作人员的动向。
3. 病人有明显的精神症状，如幻觉、妄想等。
4. 病人表现出对住院的反感，对治疗的恐惧。
5. 病人经常因思念家人而烦躁不安或伤心流泪。
6. 病人常与周围人发生争吵、闹矛盾。
7. 病人否认自己有病。

二、护理诊断

有受伤的危险　与自我防御能力下降、幻觉、妄想及意识障碍等精神症状有关。

三、护理目标

1. 病人能对自身疾病和住院有正确的认识，表示能安心住院。
2. 病人在住院期间没有发生出走行为。
3. 住院期间没有因出走发生意外伤害。

四、护理措施

1. 加强沟通，建立良好的护患关系，护理人员要用坦诚、接纳的态度对待病人，帮助其适应医院环境。

2. 丰富住院生活，鼓励精神症状严重的病人参加集体活动，帮助其转移注意力。

3. 向病人解释治疗方法及疗效，打消病人对治疗的恐惧。

4. 观察病情，对有过出走行为、企图出走或不安心住院的病人重点监护。适当限制其活动范围，安置在工作人员的视线范围内。

5. 社会系统支持，给予病人精神和物质方面的支持。

6. 加强看护，随时锁好各个门窗，避免病人伺机出走。病人外出活动或做检查要专人陪护，禁止单独外出。

7. 当病人出走时，应镇定处置，立即报告病区领导，并与病人家属联系，由院方尽快组织力量寻找病人，必要时请公安部门或其他人员予以协助。尤其是曾有过自杀企图的病人，要注意其是否上顶楼、去河边等可能自杀的场所。找到后，稳定安抚病人，防止再次出现意外。

五、护理评价

经过上述护理措施的实施，病人是否已适应医院环境，是否能安心住院；病人有无出走的想法；病人能否正确认识疾病，配合治疗。

第四节　噎食和吞食异物行为的防范与护理

噎食（choke a food）是指食物堵塞咽喉部或卡在食管的第一狭窄部，甚至误入气管，引起窒息。噎食窒息是一种十分紧急的情况，应立即处理。吞食异物是指病人吞食了除食物以外的其他物品，这种行为在精神障碍病人中较为常见。

一、护理评估

（一）噎食和吞食异物的原因及危险因素评估

1. 精神障碍病人因服用抗精神病药物出现锥体外系不良反应，导致吞咽肌肉运动不协调，抑制吞咽反射而造成噎食。

2. 帕金森病或脑神经损害病人，吞咽反射迟钝而发生噎食；癫痫病人进食时如抽搐发作也可能造成噎食；躁狂发作、痴呆病人在进食时发生抢食或进食过快可能造成噎食。

3. 病人在意识模糊状态下进食也可引起噎食。

4. 吞食异物是一种常见的自杀方式。

5. 有明显幻觉的病人较容易出现吞食异物的行为异常。

（二）噎食和吞食异物的表现

轻度表现为进食时出现呛咳、呼吸困难、面色青紫、双眼瞪直、四肢抽搐；严重者则意识丧失、全身瘫软、尿便失禁、呼吸停止和心脏骤停。

知识链接

异　食　癖

异食癖是由于代谢功能紊乱，味觉异常和饮食管理不当等引起的一种非常复杂的多种疾病的综合征。从广义上讲异食癖也包含有恶癖。患有此症的人持续性地咬食非营养的物质，如泥土、纸片、污物等。过去人们一直以为，异食癖主要是因体内缺乏锌、铁等微量元素引起的。目前越来越多的医生认为，异食癖主要是由心理因素引起的。但是对于其真正成因和治疗方法没有任何实质性进展。

二、护理诊断

1. 吞咽障碍　与药物不良反应、脑器质性疾病有关。
2. 有窒息的危险　与进食过急，食物堵塞气管有关。
3. 有受伤的危险　与吞食锋利物品有关。
4. 潜在并发症：中毒、肠梗阻等。

三、护理目标

1. 病人在住院期间没有发生噎食。
2. 病人知道细嚼慢咽的重要性，防止噎食。
3. 病人在住院期间认识到吞食异物的后果，改变不良行为。
4. 病人在住院期间无并发症发生。

四、护理措施

（一）噎食和吞食异物的预防

1. 加强饮食护理，对药物不良反应较重、吞咽困难的病人，应给予流质或半流质饮食，必要时鼻饲。

2. 对抢食及暴饮暴食者，应单独进食，或限量、分次进食。

3. 及时清理病房垃圾或者无用物品。

4. 对有过吞食异物的病人详细解释其危害，帮助病人改变行为方式。密切观察病情变化。

（二）噎食的急救处理

1. 原则 就地抢救、分秒必争、通畅呼吸道。立即用示指、中指抠出口咽部食物，疏通呼吸道。如果患者牙关紧闭，可用开口器、筷子等撬开口腔取出食物。

2. 抠出食物后患者仍无缓解，应立即采用海姆立克手法进行急救。具体方法是：当病人意识清晰时采取立位，施救者在噎食者身后，弓箭步，一只脚踏在病人的两脚之间；一只手握拳，拇指向内，拳眼向内，放在脐部上方两横指处，贴靠腹部；另一只手包住握拳的手。双手向斜后上方用力反复冲击5次。如果无效，隔几秒后，重复操作。原理是冲击可抬高膈肌，膈肌上升后使肺部缩小，肺内的气流可把气道里的异物冲出。若病人意识不清时，应采取仰卧位。施救者骑跨在患者的髋部，双手展开，一手示指和中指找到病人的脐部，另一手掌根部放于脐部上方，双手重叠，向内、向上用力冲击，反复数次，直至异物冲出。

若此方法无效，可用大号针头在环甲膜处刺入，并尽早进行气管切开，按气管切开护理，预防并发症发生。

3. 如心跳停搏，立即进行胸外心脏按压，同时给予对症抢救处理，如给予中枢兴奋剂、吸氧、输液等。

4. 密切观察病情及生命体征变化，加强基础护理，专人守护，对症处理。

（三）吞食异物的急救处理

若确定吞食异物，应根据异物的性质和大小采取相应的措施，并处理相应的并发症。一般较小的异物如硬币多可自行排出。若有锐利的刀口或尖锋，应卧床休息，进食含纤维较多的食物如韭菜、芹菜等，并给予缓泻剂以利异物排出。同时观察病人腹部情况和血压。若属重金属，应X线检查确定位置，胃肠道黏膜是否受伤，判断能否自行排出。异物较大，不能从肠道排出，应采取外科手术。若病人咬碎了体温计并吞食水银，应让病人立即吞食蛋清和牛奶。

五、护理评价

经过上述护理措施的实施病人有无噎食的发生，预防措施是否有效；病人是否吞食了异物，以及是否发生了内出血、中毒等并发症；病人是否认识到吞食异物的危险性，从而改变行为方式。

第五节 木 僵

木僵为严重的精神运动性抑制症状，指动作、行为和语言活动的完全抑制或者减少。一般无意识障碍，各种反射存在。

一、护理评估

详细询问病史，掌握木僵发生的时间、持续时间、过程、起病缓急及发生的原因。

1. 发病原因 紧张型精神分裂症导致的紧张性木僵；心境障碍导致的抑郁性木僵；脑器

质性疾病，如病毒性脑炎、脑肿瘤、脑外伤、脑血管病等导致的器质性木僵；严重应激障碍导致的心因性木僵；药物引起的药源性木僵等。

2. 木僵表现　木僵可因病因不同而有不同特点，需注意鉴别。木僵时间短可持续数小时，长可达数年；既可逐渐消失，也可突然结束，或突然转入兴奋状态，出现伤人毁物等行为。

二、护理诊断

1. 营养失调：低于机体需要量　与不能自行进食有关。
2. 沐浴 / 穿着 / 进食 / 如厕自理缺陷　与精神运动抑制有关。
3. 有受伤的危险　与丧失防护能力有关。
4. 有感染的危险　与长期卧床，抵抗力下降有关。
5. 有失用综合征的危险　与长期卧床有关。
6. 便秘　与精神运动抑制有关。
7. 尿潴留　与精神运动抑制有关。

三、护理目标

1. 病人维持正常饮食，营养正常。
2. 病人木僵解除后，生活自理能力恢复正常。
3. 病人住院期间未受伤。
4. 病人生命体征保持稳定，不发生并发症。
5. 病人住院期间未出现失用综合征。
6. 病人住院期间未出现便秘。
7. 病人住院期间未出现尿潴留。

四、护理措施

1. 安全护理　将病人安置在隔离室。由于木僵病人失去防御能力，要防止其他病人的干扰和伤害。

2. 环境要求　病房环境应安静、光线柔和、温度适宜。

3. 观察病情　由于病人意识清楚，护理人员在执行任何治疗与护理措施时应耐心细致，操作动作轻柔、态度和蔼。操作前对操作目的予以解释。切忌在病人面前议论病情对病人造成恶性刺激，使病情复杂化。

4. 生活护理　木僵病人丧失生活自理能力，护理人员应帮助病人做好个人卫生、口腔、皮肤、二便、饮食等护理。

（1）口腔护理：及时清除口腔分泌物，用生理盐水或清水每天 3 次清洁口腔。

（2）定时翻身，预防压疮：定时为病人翻身、拍背，保持皮肤清洁、干燥，保持床单位干燥、整洁，预防压疮。

（3）饮食护理：病情较轻者可耐心喂食，病情严重者需要鼻饲流质饮食以保证足够的水和营养。

（4）大小便护理：定时给予便盆，训练病人规律排便。对于大便干燥，小便潴留情况应及时处理。

五、护理评价

经过上述护理措施的实施，病人营养状况是否改善；病人有无意外伤害；病人木僵症状有无缓解，病人生活自理能力是否恢复正常；病人生命体征是否稳定、有无并发症发生。

（戴婉姝）

思考题

病人，女，73岁，农民。一年前儿子去世，随后出现情绪低落，入睡困难，烦躁不安，对什么都不感兴趣。近1个月情绪低落加剧，经常端坐不语，不愿与周围的人交往，与其说话也常得不到回答，食欲缺乏，常失眠，个人生活也疏于料理。1日前忽然写下一封遗书，并离家出走，被家人及时找回送入医院，诊断为"抑郁发作"。入院后精神检查发现：病人神志恍惚，接触被动。问其为何离家出走，病人回答："儿子不在了，活着没意思。"与其交谈时，病人反应迟钝，声音低沉，语速缓慢，表情呆滞。未发现自杀用物品。病人既往无自杀史，性格偏内向，固执，缺少朋友。

请分析：

1. 该病人的主要症状是什么？处于什么状态？
2. 应为该病人实施什么护理措施？

第五章
器质性精神障碍病人的护理

学习目标

1. 掌握阿尔茨海默病的概念、临床表现及护理措施。
2. 熟悉导致阿尔茨海默病的常见病因，常见躯体疾病所致精神障碍病人的临床表现及护理措施。
3. 了解器质性精神障碍的概念、常见的临床综合征。
4. 能识别器质性精神障碍的症状；能制订器质性精神障碍病人的护理计划。
5. 具有爱护器质性精神障碍病人的情感。

人类所有的精神活动均由大脑调控，当大脑结构完整性受到破坏或躯体疾病影响到脑功能时，势必影响正常的精神活动，即可出现精神障碍。器质性精神障碍（organic mental disorder）是指由于脑部疾病或躯体疾病引起的精神障碍。前者称之为脑器质性精神障碍，包括脑变性疾病、颅内感染、颅脑创伤、颅内肿瘤、脑血管病、癫痫等所致的精神障碍。后者称之为躯体疾病所致的精神障碍，是指脑以外的躯体疾病所引起的，如躯体感染、内脏器官疾病、内分泌疾病等。脑器质性精神障碍和躯体疾病所致的精神障碍往往不能截然分开。

案例导学与思考

案例导学

病人，女，76 岁。家人发现近 3 年来，记忆力明显下降，记不住熟悉的人甚至自己儿女的名字，记不住自己是否吃饭，不知道自己住在哪里，穿衣服时经常将里外、前后顺序弄错，不修边幅，不讲卫生，进食时不用筷子、勺子，直接用手抓或舔舐，有时和镜子里的人对话，问镜子里的人："你是谁，你家在哪里？"。

思考：

1. 病人可能患有什么疾病？
2. 根据病情列出病人的护理措施。

第一节　概　　述

一、器质性精神障碍的临床特征

1. 器质性精神障碍的临床特征与原发疾病之间无特异性的关系　即不同的病因可引起

相同的精神症状，相同的病因在不同的病人身上可表现出不同的精神症状。

2. 器质性精神障碍的症状常以综合征形式出现，根据起病的急缓和病程长短，可出现谵妄、痴呆、遗忘综合征。

3. 器质性精神障碍的病情进展与器质性原发病变的进展存在时间上的联系，而且会随着原发疾病的缓解或改善而恢复。

4. 器质性精神障碍病人都具有明显的躯体症状和体征，实验室检查结果阳性。

5. 器质性精神障碍的治疗原则是病因治疗和对症治疗相结合。

二、常见的临床综合征

器质性精神障碍病人的临床表现并不是单独地由器质性损害或脑功能障碍所导致。严重的、症状突出的器质性精神障碍综合征还与病人病前人格、对疾病的反应能力、家属态度、社会支持等有关。器质性精神障碍在临床上主要表现为谵妄、痴呆、遗忘综合征，下面重点介绍这三种综合征。

1. 谵妄（delirium）　是一组表现为急性、一过性、广泛性的认知障碍，尤以意识障碍为主要特征，核心表现是意识清晰度下降，并在此基础上出现意识内容的障碍，可出现思维、注意力、知觉、记忆、情绪障碍等。因其急性起病、病程短暂、病情发展迅速，故又称为急性脑综合征（acute brain syndrome）。颅内感染、颅脑损伤、药物滥用、代谢及内分泌紊乱、脑血管疾病、脑肿瘤、营养缺乏等常导致谵妄。谵妄的主要表现有以下几点。

（1）意识障碍：病人可出现神志恍惚，注意力不集中，思维迟钝，理解力、判断力下降，对周围环境和事物的清晰度下降，其症状具有昼轻夜重的特点。

（2）感知觉障碍：包括感觉过敏、错觉和幻觉。病人对声、光刺激特别敏感；错觉和幻觉以视错觉和视幻觉多见，病人可因错觉和幻觉产生继发性的片段妄想、冲动行为。

（3）记忆损害：短期和长期记忆均受损，但以近期记忆最为明显，对新近发生的事难以识记。谵妄恢复后，病人往往对整个过程失去记忆，但为一过性。由于记忆和注意受损，病人难以正确判断时间、地点和人物，出现定向障碍。

（4）情感障碍：常表现为抑郁、焦虑、惊恐、愤怒、情感淡漠和欣快。

（5）睡眠 / 觉醒障碍：往往睡眠减少，24 小时睡眠觉醒周期解体，昼睡夜醒或昼夜片段昏睡。

2. 痴呆　是指严重的、持续的认知障碍。临床上以缓慢出现的智力减退为主要特征，伴有不同程度的人格障碍，但没有意识障碍。因其是慢性获得性、渐进性、不可逆性的总体认知功能缺陷综合征，故又称为慢性脑病综合征（chronic brain syndrome）。痴呆的临床表现有以下几个方面。

（1）认知障碍：是痴呆的典型临床表现，突出症状是记忆减退，首先出现近记忆障碍，逐渐进展为远记忆障碍、视空间障碍、错认、抽象思维障碍、语言障碍、失认和失用等。

（2）精神和行为症状：可出现幻觉、妄想、类躁狂、言语性攻击、随地大小便、睡眠障碍等。

（3）人格改变：表现为兴趣减少、主动性差、本能活动亢进，行为不顾社会伦理规范、缺乏羞耻及伦理观念。

（4）社会功能衰退：日常生活自理能力下降，需要他人照料，重者表现为个人生活完全不能自理。

目前，国内外多使用简易精神状态检查（Mini Mental State Examination，MMSE）来评定痴呆程度。该测验总分为 30 分，包含：时间与空间定向力、记忆力、注意力和计算力、语言、观念运动性运用、回忆、图形复制七个方面，21~24 分为轻度痴呆，14~20 分为中度痴呆，13 分以下为重度痴呆。

3. 遗忘综合征（amnestic syndrome）　又称柯萨可夫综合征（Korsakoff syndrome），是由脑器质性病理改变所导致的一种选择性或局灶性认知障碍，无意识障碍和智力障碍，以近事记忆障碍为主要特征。最常见的病因是长期大量饮酒，酒精中毒引起维生素 B 组缺乏，造成间脑和边缘颞叶损伤。其他如严重营养缺乏、脑外伤、脑血管性疾病、缺氧、脑炎等器质性疾病也可成为其发病原因。临床表现主要为近事记忆障碍，病人为了弥补记忆的障碍，常产生错构和虚构。但病人注意力和即刻记忆正常，其他认知功能和技能保持相对良好。

第二节　常见的脑器质性精神障碍

一、阿尔茨海默病

（一）概述

阿尔茨海默病（Alzheimers disease，AD）是一组病因未明的原发性退行性脑变性疾病，主要临床特征为痴呆综合征。本病多发于老年人，起病隐匿，病程缓慢，且进行性加重不可逆，最终发展为严重的痴呆。起病在 65 岁以前者也称老年前痴呆，或早老年痴呆。随着我国老龄化进程日益加速，AD 病人人数亦不断增加，由此带来的严重经济和社会负担日益显现，因而越来越受到政府和民众的重视。

（二）流行病学特点

阿尔茨海默病是最常见的痴呆类型，占痴呆总数的 60%~70%。其发生率与年龄呈正相关，女性多于男性。患阿尔茨海默病的女性为男性的 2~3 倍，性别差异有人认为是由于妇女寿命较长，因而女性患阿尔茨海默病发病危险高于男性。AD 的发病危险因素包括年老、女性、痴呆家族史、21- 三体综合征家族史、脑损伤史、抑郁发作史等。

（三）病因与发病机制

阿尔茨海默病的病因尚未阐明。可能的因素和假说有很多，都是同一问题不同层面的探讨。从目前研究来看，阿尔茨海默病可能存在不同原因，其中至少遗传因素在病因与发病机制中起重要作用。

1. 遗传因素　多数研究者发现阿尔茨海默病病人家庭成员患病危险率比一般人高 3~4 倍。研究估计双生子的同病率接近 40%。分子遗传学认为与阿尔茨海默病有关的遗传位点至少有以下四个：早发型基因座分别位于 21 号染色体、14 号染色体和 1 号染色体。迟发型基因座位于 19 号染色体。综上表明，阿尔茨海默病可能是一个多基因障碍。

2. 中枢神经递质　现已明确 AD 病人脑部有多种重要的神经递质或递质广泛缺失，特别是在大脑皮质和海马联合区。一般认为，阿尔茨海默病的核心症状记忆丧失是由乙酰胆碱缺失引起的，此即阿尔茨海默病胆碱功能低下假说。阿尔茨海默病病人尚有蓝斑，缝际核神经元缺失，皮质和海马去甲肾上腺素（NE）和 5- 羟色胺（5-HT）含量也减少。

3. 免疫学假说　有人提出阿尔茨海默病是一种免疫系统疾病。理由为阿尔茨海默病病人家族自身免疫性疾病患病率高；老年斑核心发现有免疫球蛋白，阿尔茨海默病病人脑中抗神经抗体滴度较高。

4. 慢性病毒感染　无论在临床表现，还是大脑病理改变方面都与已知的慢性病毒所致的Greutzfeldz Jacob病有许多相似之处。

5. 危险因素　文献报道阿尔茨海默病的危险因素有30多种，如家族史、女性、头部外伤、低教育水平、甲状腺疾病、母育龄过高或过低、病毒感染等，但能肯定的极少。

6. 病理变化　病理检查发现阿尔茨海默病病人的大脑皮质萎缩、脑回变平、脑沟变宽、脑室扩大、重量变小。并且在阿尔茨海默病病人的大脑皮质、海马、杏仁核、前脑基底神经核以及丘脑有大量特征性老年斑。大脑皮质和海马可见大量的神经纤维缠结，含神经纤维缠结的细胞多已发生退行性变化。

（四）临床表现

阿尔茨海默病通常起病隐匿，呈慢性进行性加重，由发病至死亡平均病程8~10年，但也有些病人病程可持续15年或以上。通常将其病程分为早、中、晚三期，各期可存在重叠和交叉的临床症状，并无明显界限。

1. 早期　记忆障碍常为首发及最明显症状，表现为近事记忆减退，忘记重要的约会及承诺的事情，记不住新同事和邻居的名字，学习新事物困难，看书读报后不能回忆其内容；常有时间定向障碍，记不清具体的年、月、日，分不清上午、下午；计算力下降，很难完成简单的计算，如100减7、再减7的连续运算；思维迟缓，思考问题困难，特别是对新事物难以理解。早期病人对自己的记忆问题有一定的自知力，并力求弥补和掩饰，常因记忆缺陷对工作和生活带来影响，伴有轻度的焦虑和抑郁。随着记忆缺陷的减退，病人对较复杂的工作不能胜任，个人生活基本能自理。

此期病人可以出现人格改变，病人变得缺乏主动性、情感淡漠、懒散、敏感多疑、自私、不负责任、不修边幅、不讲卫生，对周围的人较为冷淡，甚至对亲人漠不关心，情绪不稳定、焦虑、抑郁、易激惹，对新环境难以适应。

2. 中期　到此期病人出现严重的记忆障碍，远期记忆和近期记忆均明显受损，刚发生的事情也遗忘，忘记早餐吃的什么，日常用品丢三落四，甚至忘记贵重物品放置何处，忘记自己的生辰，忘记家人的名字，但尚能记住自己的名字，忘记自己的工作和生活经历，可出现错构和虚构。时间和空间定向力明显障碍，容易迷路走失。智力障碍表现为思维迟钝、缓慢，不能进行抽象逻辑思维，不能进行分析归纳，判断力下降。病人出现言语功能障碍，讲话无序，内容空洞，也可出现感觉性失语、病理性赘述，甚至出现失语、失用和失认。神经系统可有肌张力增高等锥体外系症状。生活部分自理或不能自理。

此期病人精神和行为障碍比较突出，情绪波动不稳定，可出现幻觉和妄想。最常见的幻觉为视幻觉，最常见的妄想是被窃妄想，其次为嫉妒妄想。如病人常常因为找不到自己放置的物品，而怀疑被他人偷盗，或因强烈的嫉妒心怀疑自己的配偶不贞。睡眠障碍也是本期病人常见的症状，主要表现为黑白颠倒。病人还可出现行为紊乱、本能行为亢进、攻击行为等。

3. 晚期　记忆、思维及其他认知功能严重衰退。完全忘记自己的姓名和年龄。言语功能完全退化，病人只能胡乱发声，不知所云，或变得缄默。病人活动减少，并逐渐丧失行走能力，甚至不能站立，大小便失禁。晚期可出现原始反射，如强握反射、吸吮反射。神经系统肌张力增高，肢体屈曲。人格和行为改变，表现为漠不关心、不知羞耻、藏匿物品、拾破烂、无目的漫游、攻击行为等。

微课：阿尔茨海默病的临床表现

预后不良，部分病人病情进展较快，一般经历8~10年。最后发展为严重痴呆，常因压疮、肺炎、骨折、营养不良等并发症或器官衰竭死亡。

（五）诊断标准

1. 症状标准

（1）记忆减退，最明显的是学习新事物的能力受损。

（2）以思维和信息处理过程减退为特征的智力损害，如抽象概括能力减退，难以解释成语、谚语。掌握词汇量减少，不能理解抽象意义的词汇，难以概括同类事物的共同特征，或判断力减退。

（3）情感障碍，如抑郁、淡漠，或敌意增加等。

（4）意志减退，如懒散、主动性降低。

（5）其他高级皮质功能受损，如失语、失认、失用或人格改变。

（6）无意识障碍。

（7）实验室检查：如 CT、MRI 检查对诊断有帮助，神经病理方面有助于确诊。

2. 严重标准　日常生活或社会功能受损。

3. 病程标准　符合症状标准和严重标准至少已 6 个月。

4. 排除标准　排除假性痴呆（如抑郁性痴呆）、精神发育迟滞、归因于社会环境极度贫乏和教育受限的认知功能低下，或药源性智力损害痴呆。

（六）治疗和预防

本病尚无特效的治疗方法，目前治疗包括药物治疗和非药物治疗，原则上是改善认知、控制精神症状、防治并发症和支持疗法。重症病人应加强护理，注意营养、预防感冒。一般采取以下治疗：

1. 改善认知或促智药物

（1）多奈哌齐：用于治疗各期阿尔茨海默病，为乙酰胆碱酯酶抑制药，可改善认知功能。3~6 个月为一个疗程，此药不良反应较少，无明显肝功能损害。

（2）艾斯能：此药的通用名为酒石酸卡巴拉汀胶囊，是选择性地作用于脑皮质和海马的乙酰胆碱酯酶抑制药，可以延缓本病的进展速度，不良反应以消化道症状为主，肌肉痉挛等不良反应较少。

2. 促进脑代谢药

（1）二氢麦角碱：有扩张血管的作用，可促进脑对葡萄糖和氧的利用，提高脑细胞代谢。

（2）其他药物：吡拉西坦、茴拉西坦、依舒佳林、吡硫醇等均有辅助治疗的作用。

3. 对症治疗

（1）抗焦虑药物：短效苯二氮䓬类药物可针对有焦虑、激越、失眠症状者。

（2）抗抑郁药物：SSRIs 可针对出现抑郁症状者，同时予以心理社会支持。

（3）抗精神病药物：有助于控制病人的行为紊乱、攻击性和幻觉妄想等，一般小剂量应用。

（4）做好生活技能的康复训练。

4. 预防　加强健康宣教，早发现、早诊断、早治疗。

二、血管性痴呆

（一）概述

血管性痴呆（vascular dementia，VD）是指由于脑血管病变导致的痴呆。也称脑动脉硬化性痴呆。VD 也是一种常见的痴呆，患病率仅次于 AD。血管性痴呆起病急，病程有波动，其主要临床表现为短暂意识障碍，一过性轻瘫或视力障碍等，痴呆可继发于单次或多次脑卒中。

（二）流行病学特点

血管性痴呆的发病率与年龄有关，VD在65岁以上的人群中患病率为1.2%~4.2%，在70岁以上的人群中的发病率为0.6%~1.2%。男性多于女性。

（三）病因与发病机制

血管性痴呆直接病因是脑组织血液供应障碍。痴呆的发生与血管病变的性质、面积、部位和发生的次数有关。导致VD的危险因素尚不清楚，但通常认为与脑卒中的危险因素类似，如高血压、冠状动脉硬化性心脏病、房颤、糖尿病、高脂血症、吸烟、高龄等。

（四）临床特点

血管性痴呆的临床特点是起病较急，病程以跳跃式加剧和不完全缓解相交替的阶梯式行为特点。记忆力减退是早期精神症状的核心，以近事记忆障碍为主，晚期出现远事记忆障碍，但自知力保持良好。血管性痴呆较多出现夜间精神错乱，人格改变较少见，可伴发焦虑、抑郁和情感失控等症状。病人的认知功能损伤常具有波动性，有时在较长时间内处于稳定状态，有的病人还可能因脑血流改善出现记忆改善和好转。由于脑血管受损部位不同，可出现不同的各种相关的神经和精神症状。病人有卒中或短暂性脑缺血发作或有脑血管障碍危险因素病史，体格检查可有局灶性神经系统症状和体征。CT或MRI可见多发性梗死灶。

（五）预防与治疗

治疗原则为改善脑血流、预防脑梗死、促进脑代谢。

首先要控制血压和其他危险因素如高脂血症、糖尿病、吸烟、肥胖等，注意其他危险因素，华法林可以减少卒中伴房颤的危险性。既往有TIA或非出血性疾病导致卒中史的病人，使用抗血小板聚集疗法可减少发病的危险性，可使用小剂量阿司匹林。

目前还没有特效药物治疗VD。药物二氢麦角碱、长春西汀、脑代谢药、银杏叶制剂、神经保护剂、钙通道阻滞剂等，在临床上疗效都不肯定。

三、其他脑器质性疾病所致的精神障碍

（一）癫痫性精神障碍

1. 概述　癫痫是一种常见的神经系统疾病，是由于脑神经元异常过度放电引起一过性、反复发作的临床综合征。癫痫发作时表现为突然发生、短暂、反复发作的脑功能障碍。癫痫与精神科关系密切，癫痫病人容易出现多种类型的精神问题、情感障碍、社会心理障碍和行为以及人格改变。癫痫发作对大脑功能产生不良影响，同时长期的发作也会对病人的躯体、认知、精神心理和社会功能等方面产生不良的影响。

癫痫可分为原发性癫痫和继发性癫痫，前者原因不明，后者是由脑部病变或全身疾病所引起。癫痫发作起源于局部，并且脑电图也是局灶性起源称为部分性或局灶性癫痫；而临床表现是全面性的，并且脑电图的异常放电也是全面性的，称为全面性癫痫。

2. 流行病学特点　根据各国流行病学调查，癫痫的患病率在4‰~10‰，发展中国家的患病率高于发达国家，分布于各个年龄组及各种职业，尤其以儿童和青少年多见。

3. 病因与发病机制　癫痫的病因较为复杂，染色体异常合并神经受损、脑皮质发育不良、遗传代谢病可以伴有癫痫发作；围生期损伤、孕妇病毒感染、颅脑外伤、脑血管疾病、中枢神经系统感染、脑肿瘤、缺血缺氧性脑损害、中毒因素等都可引起临床癫痫发作。

4. 临床特点　癫痫发作时精神障碍有以下几类：

（1）自动症：是指癫痫发作时或发作刚结束时出现的意识浑浊状态，此时病人仍可维持

一定的姿势和肌张力，无意识地完成简单或复杂的动作和行为。

（2）神游症：表现为无目的地外出漫游，对周围环境有一定的感知能力，能做出相应的反应，历时可达数小时或数天，发作后遗忘或回忆困难。

（3）朦胧状态：表现为意识障碍伴情感障碍和感知觉障碍，如恐惧、愤怒，也可表现为思维及动作迟缓，发作突然，可持续数小时。发作间歇期可有癫痫型人格障碍。

5. 治疗　一般原则是抗癫痫药物治疗。癫痫治疗尽可能单一用药，并遵医嘱服药，定期检测血药浓度。在治疗癫痫的基础上根据精神症状选用药物，注意选用致癫痫作用较弱的药物。

（二）麻痹性痴呆

1. 概述　麻痹性痴呆是指由梅毒螺旋体侵犯大脑而引起的一类慢性脑膜炎。本病的病理变化在大脑实质，同时也可涉及神经系统其他部分，并引起躯体功能减退，最后导致麻痹以及日益加重的智力减退和人格改变。因本病往往是逐渐发展的，所以又称为全身性麻痹或进行性麻痹。

2. 流行病学特点　本病的发病率与社会制度有密切的关系。颅内感染所致精神障碍中麻痹性痴呆的男性患病率远远高于女性，以40~50岁人群多见。

3. 病因与发病机制　本病与梅毒螺旋体感染的关系是确定无疑的。本病的原发性损害是一种间质性脑炎，而大脑实质的损害是继发的。除上述病因外本病的产生还常常取决于机体的反应性和功能状态。此外，头外伤、过度劳累、酗酒、其他传染病、精神创伤等不良因素，也可削弱机体的防御功能，成为发病的诱因。

4. 临床特点　本病常隐性起病，发展缓慢，精神症状往往最先引起人们的注意。早期主要出现类似神经衰弱的症状，如头痛、头晕、睡眠障碍、易兴奋、易激惹或发怒、注意力不集中、记忆力减退、易疲劳等。躯体方面也有异常，如瞳孔变化，血液及脑脊液的康华氏反应阳性。发展到一定阶段后，病人精神障碍日益加重，其中最引人注意的是人格和智力方面的改变。情绪暴躁，出现疑病妄想、夸大妄想、被害妄想等。晚期病人痴呆日趋严重，言语零星片段、不知所云，对家人不能辨认，情感淡漠，甚至出现意向倒错。躯体方面也受到一些直接和间接的损害。震颤是另一个常见症状，表现为一种细微的纤维性颤动，往往见于眼睑、口的周围、舌部和手指。此外还可伴有步态不稳和共济失调。

5. 治疗

（1）青霉素治疗：为当代首选药物，因为它的杀菌作用主要在菌细胞（苍白密螺旋体）的繁殖期。

（2）对症治疗：为了控制兴奋和幻觉妄想等症状，可采用安定或适当的抗精神病药。此外根据病人的躯体情况，注意营养及防治感染等。

第三节　常见的躯体疾病所致精神障碍

一、概述

躯体疾病所致的精神障碍是在原发躯体疾病的基础上产生的，由于躯体疾病影响了脑功能而出现的各种精神障碍，因此可把精神障碍视为躯体疾病的全部症状之一，故临床上又称之为症状性精神病。常见的躯体疾病所致精神障碍有以下几类：

1. 躯体感染所致精神障碍　是由病毒、细菌或其他微生物引起的全身感染，如流行性感冒、肺炎、恶性疟疾、艾滋病等引起的精神障碍。

2. 内分泌障碍所致精神障碍　分为三类：第一类是内分泌本身功能亢进或减退时对脑功能产生影响而引起的精神障碍；第二类是急性严重的内分泌改变引起的脑代谢障碍，如甲状腺危象、糖尿病性昏迷等；第三类是严重的内分泌疾病造成的弥漫性脑损害，而出现慢性脑器质性精神障碍。

3. 风湿性疾病所致的精神障碍　在风湿性疾病中，与神经精神障碍关系密切的疾病有系统性红斑狼疮、皮肌炎和多发性肌炎、结节性动脉周围炎、硬皮病和白塞病等。风湿性疾病中有的甚至以神经精神症状为首发症状或主要表现。

4. 内脏器官疾病所致精神障碍　是指因重要内脏器官疾病（如心、肺、肝、肾等）所致的精神障碍。精神障碍的严重程度随原发疾病变化而波动。

5. 其他躯体疾病所致的精神障碍

（1）癌症所致的精神障碍：是指机体内某种体细胞失去正常的调节控制，不断繁殖，同时有不同程度的分化障碍，并常侵犯邻近组织或转移到远离部位的一组疾病。而癌症病人在发病前后所致的精神障碍也较多见，如中枢神经系统白血病可影响病人精神活动从而引起精神障碍。

（2）手术前后所致的精神障碍：手术对病人是一种严重的心理应激，手术前后病人普遍存在紧张、焦虑、抑郁、恐惧等应激反应。手术后精神障碍并非为独立疾病单元，其中有心因性反应和内因性精神病的诱发，但大多数为症状性精神障碍。

二、病因与发病机制

躯体疾病是本病发病的主要原因，但是值得提出的是躯体疾病并非是惟一原因，精神症状的出现与躯体疾病的严重程度并不总成正比。心理和社会因素在本病发生的过程中也有影响。

躯体疾病伴发精神障碍可以是躯体疾病产生的生物因素直接造成，如能量供应不足（脑供血不足、脑缺氧）、毒素作用、水、电解质紊乱、应激反应、神经递质改变等，亦可以是对躯体疾病产生的心理反应，如患了某种疾病后的焦虑、抑郁、易激惹、孤独感等。在大部分病例中，往往是上述两者共同作用的结果。

三、临床特点

躯体疾病所致精神障碍虽可因原发病不同，出现不同的精神症状，但都具有以下共同特点。

1. 精神症状的非特异性，即不同的病因可引起相似的精神症状；而相同病因也可引起不同的精神症状。

2. 起病急者多在躯体疾病高峰期出现以意识障碍为主的精神症状。起病慢者多在疾病早期及恢复期出现以脑衰弱综合征为主的精神症状。疾病晚期可出现慢性器质性精神障碍，以人格改变或智力障碍为特征。

3. 精神症状与原发疾病在程度上常呈平行关系。各类精神障碍常反复交织出现，错综复杂。症状具有昼轻夜重的特点。

4. 预后取决于躯体疾病的病程和严重程度，预后一般是可逆的，恢复后大多不留精神缺陷。

5. 治疗原则以病因治疗和对症治疗并重。

6. 病人都具有躯体体征，且实验室检查阳性。

四、治疗

1. 病因治疗 积极治疗原发躯体疾病，大多数病人在采取相应的病因治疗后精神障碍可得到缓解。

2. 对症治疗 对躯体疾病所致精神障碍，应用精神药物对症治疗是十分必要的。但应用时应特别慎重，剂量要小，逐渐加量，症状稳定后要逐渐减量。

3. 支持治疗 纠正水、电解质和酸碱平衡紊乱，补充营养、能量和维生素等，加强脑保护。

4. 心理治疗 应在上述治疗的基础上同时进行，但一般需要在急性期缓解后或意识障碍恢复后，病人能接受时实施。

第四节 器质性精神障碍病人的护理

良好的护理直接关系到器质性精神障碍的预后和结局。护理工作中既要注意对躯体疾病的护理，又要做好精神科的特殊护理。

一、护理评估

（一）健康史

1. 现病史 评估病人躯体疾病的症状、体征等，其与精神症状发生的关系，发展的规律和演变状况，治疗情况如何。

2. 既往史 评估既往健康状况，既往躯体疾病（癫痫、糖尿病），既往精神疾病情况（包括既往是否发病、发病情况、治疗过程）。有无重大负性生活事件等。

3. 个人史 评估个人成长及智力情况、病前性格、有无烟酒及其他不良嗜好、婚姻状况，女病人还应评估月经史和生育史。

4. 家族史 评估病人近系三代以内是否有遗传性疾病及精神疾病史。

（二）生理状况

1. 评估病人的一般情况、生命体征。

2. 评估有无营养失调、电解质及代谢紊乱，有无进食障碍，有无睡眠障碍（入睡困难、早醒、多梦等），二便是否正常，有无腹泻、便秘、尿潴留等。

3. 评估病人日常生活是否能自理，衣着等是否整洁。有无生活懒散、身体疲倦等。

（三）精神症状

1. 评估病人是否意识清楚，如有意识障碍，判断其原因、程度。

2. 评估病人认知功能、情绪状态等是否正常，对所出现的幻觉、妄想、谵妄、抽搐、兴奋、易激惹、遗忘等表现及程度进行认真评估。

3. 评估病人是否有自知力，是否承认自己有病，是否配合治疗。

（四）社会功能

1. 人际交往能力 评估病人社会交往能力如何，人际关系如何，对社会活动是否有退缩、回避现象。

2. 支持系统　评估病人的社会支持系统如何，家人对病人患病的态度、关心状况、照顾情况，其主要亲人如父母、配偶能否提供时间、知识和钱物等资源支持。

（五）实验室及其他辅助检查

血尿常规、生化检查、脑电图检查、CT、MRI、脑脊液检查等。

二、护理诊断

1. 急性/慢性意识障碍　与脑部感染、卒中、外伤、中毒、变性改变、代谢紊乱、肿瘤等有关。

2. 营养失调：低于机体需要量　与躯体疾病本身及生活自理能力差导致营养摄入不足有关。

3. 有对他人/自己施行暴力行为的危险　与意识障碍、幻觉、错觉、妄想、环境危险性识别能力下降有关。

4. 睡眠型态紊乱　与脑部及躯体疾病导致缺氧有关，也有对原发躯体疾病恐惧有关。

5. 沐浴/穿着/进食/如厕自理缺陷　与原发疾病、认知能力丧失、痴呆、意识障碍等有关。

6. 有感染的危险　与原发疾病、体质虚弱、生活自理能力下降等有关。

7. 语言沟通障碍　与原发疾病、认知功能受损、理解能力减弱等有关。

三、护理目标

1. 病人能维持基本生理功能，意识障碍改善。
2. 病人能摄入足够的营养，保证水、电解质平衡。
3. 病人能保持规律的生活起居，能意识到危险，不发生或减少伤人或自伤行为。
4. 病人能保证规律睡眠，提高睡眠质量。
5. 病人能积极参与力所能及的自我照顾。
6. 病人不发生或减少发生感染情况。
7. 病人能保存现存智力，能维持最佳状态，能有效沟通。

四、护理措施

1. 安全护理　创造舒适安全的病房环境，清除所有危险品；地面防滑，禁止病人穿拖鞋或塑料底鞋，台阶、走廊、厕所应设有扶手，防跌倒；长期卧床的病人加床档或用低矮床铺；密切观察病情，对行为紊乱、明显兴奋躁动的病人，必要时设专人护理；严禁病人独处；教会病人控制情绪的方法，恰当表达自己的需求及欲望；各项护理操作尽量一次性完成，避免反复多次刺激病人；将病人的日常用品放在固定处，便于使用。

对痴呆的病人特别要防走失，适当让病人外出，但必须有人陪同，防止意外。给病人佩戴身份识别卡或救护卡（姓名、家庭住址、血型、联系人及电话等），一旦走失方便寻找。

2. 生活护理　帮助病人制订日常生活时间表，鼓励生活自理，制订针对性护理方案；根据病人原发病的要求，给予营养需要，允许病人选择个人喜好的食物；为病人提供舒适的进食环境，给予充足的进餐时间，必要时给予鼻饲或静脉输液补充营养以保证营养的摄入；保持大小便通畅，观察睡眠质量、记录睡眠时间；做好个人卫生。

3. 对症护理　注意观察原发病的症状、体征，如有无心、脑、肝、肾等重要脏器受损的表现，对高热病人及时降温，保护脑细胞防止脑水肿；监测病人的病情变化，减少并发症，使病人维持最佳状态；对于有皮疹的病人，指导他们避免接触紫外线；如发生智力障碍后遗症，应注意尽早开始各种技能训练与康复治疗。

4. 药物护理　严密观察病人的服药情况，对不能自行服药的病人在监护下完成药物治疗，并检测药物的不良反应。

5. 心理护理　与病人建立良好的护患关系，注意观察病人的情绪反应，及时预测并主动满足病人的心理需求，使病人感到自己被重视和被接纳；正确运用沟通技巧，配合医生解决病人所面临的心理压力。

五、护理评价

经过上述护理措施的实施，病人的生理问题、心理问题、精神症状是否得到改善和控制；病人能否维持基本生理功能，意识障碍是否改善；病人能否摄入足够的营养，保证水、电解质平衡；病人能否保持规律生活起居，能否意识到危险，有无伤人或自伤行为；病人能否保证规律睡眠，是否提高睡眠质量；病人能否积极参与力所能及的自我料理；病人有无发生感染情况；病人能否保存现存智力，能否维持最佳状态，能否有效沟通。

（付广燕）

思考题

病人，男，70岁。患高血压、糖尿病十余年，3个月前因出现言语不清、右侧肢体活动不灵入院。入院后明确诊断：脑梗死。病情好转出院。家人发现病人记忆力明显下降，尤其是近事记忆，常常忘记早餐吃了什么，是否吃了降压和降糖药物等。情感脆弱，看见亲人就流眼泪，说自己的病给亲人增添了负担。又担心亲人因为自己生病不愿意照顾自己而对自己“下毒手”，怕自己的贵重物品被盗。自私、吝啬、收集废物、脾气大、经常无端地与家人吵闹。上述症状昼轻夜重。

请分析：

1. 此病人患有何种疾病？
2. 应为该病人予以何种护理措施？

第六章
精神活性物质所致精神障碍病人的护理

学习目标

1. 掌握精神活性物质、依赖、滥用、戒断及戒断状态的概念；酒精所致精神障碍、阿片类物质所致精神障碍、苯丙胺类物质所致精神障碍的护理措施。

2. 熟悉常见精神活性物质所致精神障碍的临床特征及治疗要点。

3. 了解精神活性物质的种类及其对人体的影响。

4. 能识别精神活性物质所致精神障碍的症状；精神活性物质所致精神障碍的护理。

5. 爱护精神活性物质所致精神障碍病人；与精神活性物质所致精神障碍病人建立良好的护患关系。

20 世纪 70 年代末期以来，国际毒潮不断侵袭中国。《2011 年中国禁毒报告》显示，冰毒、摇头丸、K 粉等新型化学合成毒品成为消费新宠，在很多大中城市，吸食新型毒品的人占吸毒者总数的 60% 以上，有的城市甚至超过 90%。此外，从公共卫生角度看，由于吸烟、饮酒人群基数大，所造成的健康影响更不容忽视。本章将介绍常见的精神活性物质所致精神障碍的临床特点及护理要点。

案例导学与思考

案例导学

病人，男，29 岁，5 年前出于好奇心理开始吸食冰毒。吸食次数和剂量逐渐加大，一旦不吸食则感觉全身乏力、没精神、情绪低落、对什么都不感兴趣、易激惹，甚至绝望。明知道毒品的危害，可又控制不住对毒品的渴求，为此经常和家人发生冲突。近半年经常听见有人与他对话，议论他，甚至命令他不许戒毒，否则自己和家人都会遭遇不幸。经常怀疑有人跟踪他，欲加害于他。在其家人劝说下入院戒毒治疗。

思考：

1. 找出病人存在的精神症状。

2. 护士应采取何种护理措施进行干预？

第一节　概　　述

【基本概念】

1. 精神活性物质（psychoactive substances）　精神活性物质又称物质、成瘾物质、药物，指能够影响人类情绪、行为、改变意识状态，并有致依赖作用的一类化学物质，人们使用这些物质的目的在于取得和保持某些特殊的心理、生理状态。

2. 滥用（abuse）　又称有害使用，是指偏离医疗所需，反复使用导致了明显的不良后果，如不能完成工作、学业以及躯体健康的损害等。滥用强调的是不良后果，滥用者没有明显的耐受性增加和戒断症状，反之就是依赖状态。

3. 耐受性（tolerance）　耐受性是指长期持续、反复使用某种精神活性物质，其效果逐渐减小，药物使用者必须增加使用剂量方能获得所需的效果，或使用原来的剂量则达不到所追求的效果。

4. 依赖（dependence）　依赖是一组认知、行为和生理症状群，使用者尽管明白滥用成瘾物质会带来问题，但仍然使用。自我用药导致了耐受性增加、戒断症状和强制性觅药行为。

传统上将依赖分为躯体依赖和精神依赖。躯体依赖是由于反复用药所造成的一种病理性适应状态，主要表现为耐受性增加和戒断症状。精神依赖是指吸食者产生的一种愉快满足的感觉，驱使使用者为寻求这种感觉而反复用药，表现出所谓的渴求状态。

5. 戒断综合征（withdrawal syndrome）　戒断状态是指停止使用药物和减少使用剂量，或使用拮抗剂占据受体后所出现的特殊心理、生理症状群，其机制是由于长期用药后，突然停药引起的适应性反跳。不同药物所致的戒断症状不同，一般表现与所使用药物的药理作用相反的症状。

【精神活性物质的分类】

主要根据精神活性物质的药理特性，将其分为以下几类：

1. 中枢神经系统抑制剂　能抑制中枢神经系统，如巴比妥类、苯二氮䓬类药物、酒精等。

2. 中枢神经系统兴奋剂　能兴奋中枢神经系统，如咖啡因、苯丙胺类药物、可卡因等。

3. 大麻　大麻是世界上最古老、最有名的致幻剂，适量吸入或食用可使人欣快，增加剂量可使人进入梦幻，陷入深沉而爽快的睡眠之中，主要成分是Δ^9-四氢大麻酚。

4. 致幻剂　能改变意识状态或感知觉，如麦角酸二乙酰胺、仙人掌毒素、苯环利定、氯胺酮等。

5. 阿片类　包括天然、人工合成或半合成的阿片类物质，如海洛因、吗啡、美沙酮、二氢埃托啡、哌替啶（度冷丁）、丁丙诺啡等。

6. 烟草。

【病因与发病机制】

（一）社会因素

1. 毒品的容易获得性　如当今网络发现毒品贩子利用高科技贩卖毒品。

2. 家庭因素　如家庭矛盾、单亲家庭、家庭成员犯罪吸毒等。

3. 同伴影响、同伴间压力。

4. 文化背景、社会环境等因素　如有些国家在举行宗教仪式时，利用大麻来增加气氛，使滥用大麻成为合法的行为。

（二）心理因素

研究发现，以下性格特征者容易对精神活性物质产生依赖：反社会人格、品行障碍、情绪控制差、易冲动、缺乏有效的防御机制、追求即刻满足等，但目前还无研究证明是这些个性问题导致了吸毒，还是由于吸毒改变了个性，抑或是两者互为因果。

行为理论认为，精神活性物质具有明显的正性强化和负性强化的作用。很多精神活性物质都有增加正性情绪的作用，可产生欣快感，同时摆脱不愉快感。而戒断反应的出现则是一种强烈的负性强化。戒断症状使药物使用者非常痛苦，为了减轻痛苦，必须反复使用精神活性物质才能缓解戒断症状。

（三）生物学因素

动物实验研究发现，在没有社会、心理因素的作用下。它们也有主动获得精神活性物质的倾向。人类和动物一旦形成依赖，其中枢神经系统的递质、受体就会发生一系列的变化，故有学者将依赖行为定义为慢性脑病，从这个意义上讲，依赖和其他躯体疾病的本质是一样的。

1. 脑内“犒赏系统”与药物依赖　近几年的研究认为中脑边缘多巴胺可能是“犒赏系统”的中枢所在，其中，被盖腹侧区（VTA）和伏隔核（NAs）是研究者较为感兴趣的部位。研究发现，人类滥用的物质尽管药理作用不同，但最终都作用于中脑边缘多巴胺系统，使脑内的多巴胺增加，过多的多巴胺连续刺激下一个神经元受体，就会产生一连串强烈而短暂的刺激“高峰”，于是大脑犒赏中枢发出愉悦信号，吸食者就会产生欣快感和陶醉感。反复长期用药，使这些神经元发生适应性变化，改变了强化机制和动机状态，出现了耐受性、戒断反应、渴求等病理生理改变。药物对“犒赏系统”的作用是产生精神依赖和觅药行为的根本原因。

2. 代谢速度　机体物质代谢速度与依赖的形成有关。代谢速度不同，对精神活性物质的耐受性就不同，依赖的易感性也不同。如缺乏乙醛脱氢酶的个体，饮酒后乙醇代谢成乙醛，但乙醛不能转变为乙酸，致使乙醛在体内堆积，少量饮酒即出现严重不良反应，个体因此不敢继续饮酒，也就不能成为酒精依赖者。

3. 遗传学因素　家系、双生子及寄养子研究发现，基因决定了药物的易感性。目前发现有两个途径将这种易感性从上一代传至下一代，一是直接遗传，二是通过间接的方式将反社会人格传给下一代。家系研究表明，药物依赖或滥用家系成员中，药物滥用、酒精滥用、反社会人格的相对危险性分别为对照家系的6.7倍、3.5倍和7.6倍。

知识链接

国际禁毒日

1987年6月12日至26日，联合国在维也纳召开了由138个国家和地区的3 000名代表参加的“麻醉品滥用和非法贩运问题”部长级会议。会议提出了“爱生命，不吸毒”的口号。同时，为了进一步引起各国、各地对毒品问题的重视，号召全世界人民共同抵御毒品的侵袭，与毒品犯罪活动作坚决的斗争。为了纪念这次意义重大的国际禁毒会议，大会结束时，与会代表一致建议，将每年的6月26日定为“国际禁毒日”。

2018年6月26日是30个“国际禁毒日”，其主题是“抵制毒品，参与禁毒”。

第二节　阿片样物质所致精神障碍

【概述】

阿片类物质（opiates）是指任何天然的或合成的、对机体产生类似吗啡效应的一类药物。主要包括阿片（opium）、阿片中提取的生物碱吗啡、吗啡衍生物海洛因，以及人工合成的哌替啶、美沙酮等。阿片是从罂粟果里提取的粗制脂状渗出物，粗制的阿片含有吗啡和可待因在内多种成分。阿片中的吗啡具有镇痛作用。

阿片类物质滥用是世界范围内的公共卫生和社会问题，我国饱受阿片之苦长达一个多世纪。至 1949 年，我国吸食阿片、海洛因的人数约 2 000 万人，因此中国人曾被称为"东亚病夫"。新中国成立后，通过坚决有效的措施，在短短的 3 年内就荡涤了阿片的毒害。20 世纪 70 年代，毒品在西方国家，进而在全世界蔓延，我国的吸毒问题死灰复燃，因此出现了很多的社会问题，这些均值得社会各界予以充分的重视。

【临床表现】

（一）阿片样物质依赖

1. 精神症状　使用阿片类物质后会出现"美妙状态"，病人表现情绪高涨，思维活跃，神清气爽，精神振作、饱满、宁静安详等。此外，病人会出现记忆力下降、注意力不集中、主动性和创造性减低。也可出现失眠、睡眠紊乱，但智力障碍不明显。阿片依赖者人格改变明显，用药行为高于一切，自私、说谎、诡辩、无责任感、无道德感。

2. 躯体症状　食欲缺乏，体重减轻，性欲减退。自主神经功能失调可出现头晕、出冷汗、体温升高或降低、白细胞升高、血糖降低等。

3. 神经系统表现　可出现震颤、步态不稳、缩瞳、腱反射亢进等。针尖样瞳孔是海洛因吸食者过量的综合征。反之，当病人出现戒断症状时，瞳孔就会放大。

（二）戒断反应

由于所使用的阿片类物质的剂量、对中枢神经系统作用的程度、使用时间的长短、使用途径、停药速度等不同，戒断症状强烈程度也不一样。短效药物，如吗啡、海洛因一般停药后 8~12 小时出现，极期在 48~72 小时，持续 7~10 天。长效药物，美沙酮戒断症状出现在 1~3 天，性质与短效药物相似，极期在 3~8 天，症状持续数周。戒断症状分为两大类：

1. 客观症状　血压升高、心率加快、体温升高、起鸡皮疙瘩、瞳孔扩大、打哈欠、流鼻涕、震颤、腹泻、呕吐、失眠等。

2. 主观症状　恶心、肌肉痛、骨痛明显、腹痛、烦躁不安、食欲差、疲乏无力、发冷发热、对药物极度渴求。

（三）阿片样物质急性中毒

针尖样瞳孔、呼吸抑制和昏迷是阿片样物质中毒的三联征。其他表现可有意识障碍、面色发绀、皮肤湿冷、体温和血压下降、骨骼肌松弛等。

（四）并发症

营养不良、感染性疾病（肝炎、梅毒、艾滋病）、肺栓塞、血栓性静脉炎和便秘是最为常见的并发症。

【治疗】

阿片样物质依赖采用综合性治疗的原则,包括脱毒治疗、防复吸治疗、社会心理治疗等几个方面。

(一)脱毒治疗

脱毒治疗一般在封闭环境中进行,目前常采用替代治疗,其理论基础是利用与毒品作用相似的药物来替代毒品,从而减轻病人的戒断症状,使病人能较好的耐受,然后在一定的时间(14~21天)内将替代药物逐渐减量,最后停用。常用的药物有美沙酮和丁丙诺啡。其他药物如可乐定、镇静催眠药物、抗精神病药物等在脱毒治疗中也有一定作用。在治疗过程中,要根据病人的躯体反应逐渐减量,原则是只减不加,先快后慢,限时完成,一般在2~3周内完成整个治疗。

(二)防止复吸和社会心理干预

1. 阿片类阻滞剂治疗　主要为纳洛酮和纳曲酮,此类药物是阿片受体拮抗剂,能够阻滞阿片类的效应,从而阻止机体对阿片类物质产生依赖。脱毒后的病人服用纳曲酮后,即使滥用阿片类物质也不会产生欣快作用,减轻病人对依赖物质的心理渴求,从而达到预防复吸的目的。

2. 社会心理干预　包括认知治疗、行为治疗、群体治疗、家庭治疗、自助组织等,针对复发有一定效果。

戒毒治疗是一个长期的综合治疗过程,脱毒治疗后,单纯依赖纳曲酮预防复吸是远远不够的,必须将药物维持和社会心理干预治疗相结合,才能更好地预防复吸。

(三)吸毒预防

吸毒问题不仅是一个医学问题,也是一个社会问题,需要全社会乃至全球的共同努力来做好吸毒的预防工作。首先,掐断制毒贩毒源头,消除毒品供应,以杜绝毒品来源;其次是减少毒品需求,加强毒品危害宣传,提高人们对毒品的警惕性,自觉远离毒品。

第三节　酒精依赖所致精神障碍

【概述】

近20年来,随着我国经济的发展,酒的生产量和人均饮酒量均有明显地增加,由饮酒造成的各种危害、酒精依赖住院率也明显增加。有资料表明,西方发达国家人均年饮酒量10L纯乙醇。在美国,酒精依赖的终生患病率为14%,男性是女性的3倍,在综合性医院的住院病人中25%~50%是酒精依赖者。我国酒精消耗量及与之相关的疾病近几年明显增加,应引起充分的重视。

酒精对人体的作用可分为急性及慢性作用。其急性作用主要表现为急性胃、食管出血等;慢性作用表现在中枢神经系统及周围神经系统、肌肉、心脏、肝脏、胰腺、消化道等。

【临床表现】

(一)急性酒精中毒

1. 单纯醉酒　是指一次过量饮酒后引起的急性中毒。表现为兴奋、言语增多、自制力下降、易激惹、好发泄、无事生非,随后出现步态不稳、构音障碍、嗜睡、昏睡等。另一种表现为情绪抑郁、少语或悲泣。除重病外,一般能自然恢复,无后遗症。

2. 病理性醉酒 极少数人在一次少量饮酒后引起严重精神病发作。表现为意识模糊、定向力丧失。具有强烈的兴奋性和攻击行为，常伴有片段的幻觉、妄想、紧张恐惧，一般持续时间短暂，由数分钟到数小时，常在酣睡后结束，事后完全遗忘。

3. 复杂性醉酒 通常在脑器质性疾病或有影响酒精代谢的躯体疾病的基础上，由于对酒精的敏感性增高而出现的急性酒精中毒。表现为严重的意识障碍、错觉、幻觉、妄想、易激惹、有攻击和破坏行为。事后对发作经过大体能回忆，也有部分或完全遗忘。

（二）戒断反应

1. 单纯戒断反应 长期大量饮酒后突然停止或减少饮酒量，在数小时后出现手、舌或眼睑震颤，并有恶心或呕吐、失眠、头痛、焦虑、情绪不稳和自主神经功能亢进，如心率加快、出汗、血压升高等，少数病人可有短暂幻觉或错觉。

2. 震颤谵妄 长期大量饮酒如果突然停酒，大约在48h后出现为意识模糊、定向力障碍，不认识亲人，大量的知觉异常，如常见形象扭曲而恐怖的毒蛇猛兽、妖魔鬼怪，病人极度不安宁、情绪激越、大喊大叫。另一个重要的特征是全身肌肉粗大震颤，伴有发热、大汗淋漓、心跳加快，部分病人可因高热、衰竭、感染、外伤，甚至死亡。

微课：酒精戒断反应

（三）慢性酒精中毒

1. 柯萨可夫精神病 大多数是震颤谵妄的后遗症，也可以由于大量饮酒数十年后缓慢发展而成。以严重的近事记忆障碍、遗忘、错构与虚构为主要临床表现。遗忘可以是顺行的，也可以是逆行的。

2. 酒精中毒性痴呆 慢性酒精中毒致大脑功能损害，出现人格改变、记忆障碍，最后发展为痴呆，表现为失语、失认、失用、生活不能自理、二便失禁等。

（四）其他精神障碍

1. 酒精性幻觉症 为慢性酒精依赖者出现的持久的精神病性症状，也可能是酒精依赖者突然停酒后（一般48h）出现器质性幻觉，表现为在意识清晰状态下出现生动、持续性视听幻觉。

2. 酒精性妄想症 主要是在意识清晰下出现妄想症状，最常见的是嫉妒妄想。

【治疗】

对酒精依赖的治疗传统上分为急性期治疗（或称解毒治疗）及恢复期治疗两个阶段。对明显酒精依赖者，戒酒一定要住院治疗，而且最好在封闭病房中进行。

（一）苯二氮䓬类

苯二氮䓬类药物能较好地缓解戒酒过程中出现的颤抖、抽搐、焦虑不安，甚至震颤、谵妄等症状。国内常用的药物有安定（地西泮）、利眠宁、阿普唑仑等。根据症状加量和减量，一般不超过7天，病人戒断症状基本消失，药物可逐渐停用。

（二）支持疗法

酒精依赖者，尤其是严重慢性依赖者常以酒代饭，导致营养不良，缺乏维生素，尤其是B族维生素，可造成神经系统损害。对慢性酒精依赖者应首先采用肌注维生素B_1，既补充了可能缺乏的维生素B_1，也可以防止韦尼克脑病的发生。对营养不良者应及时补充营养，维持水电解质平衡。

（三）抗精神病药物治疗

对于出现精神症状的酒精依赖病人，可以应用小剂量的抗精神病药物，一般症状消失则可马上停药。

（四）淡化对酒的渴求

1. 使用酒精增敏剂　如戒酒硫，能抑制肝细胞乙醛脱氢酶。常在最后一次饮酒 24h 后开始服用，最初剂量是 0.25g 或 0.5g，口服，每日 1 次，可连用 1~3 个月。一般服用一次戒酒硫后 5 天左右不能饮酒，若大量饮酒，产生严重的乙醛综合征，如面部发热、脸红、血管扩张、搏动性头痛、恶心、呕吐、呼吸困难等。这种不愉快体验和身体反应可使嗜酒者对酒望而却步，严重者可危及生命。有心血管疾病和躯体功能较差者禁用或慎用。

2. 纳曲酮　纳曲酮可以降低酒精依赖者对酒的渴求，减少酒精摄入量。纳曲酮用来戒酒的常用量为 50mg/d。

3. 5-HT 再摄取抑制药　既能治疗酒精依赖伴发的抑郁、焦虑障碍，也能减低病人对饮酒的渴求。常用的有氟西汀、舍曲林、帕罗西汀与西酞普兰。其用量一般高于抗抑郁剂用量。

（五）心理治疗

酒精依赖者多不能认识自己酒精中毒的危害性，常不能主动求医及对抗治疗，因此，医生应尽早帮助病人解除对抗治疗的心理是十分必要的。在戒酒和支持对症治疗的同时，给予病人支持性心理治疗、行为治疗及认知治疗，对其戒酒和预防复发能起到很重要的作用。

第四节　中枢神经系统兴奋剂、致幻剂所致精神障碍

【概述】

中枢神经系统兴奋剂、致幻剂等，俗称新型毒品，其制剂品种多样，包括苯丙胺、可卡因、咖啡因、麦斯科林、氯胺酮等物质。有的中枢神经系统兴奋剂和（或）致幻剂还含有海洛因，成瘾性更强。

中枢神经系统兴奋剂具有强烈的兴奋作用和致欣快作用。它们可阻断单胺类递质（肾上腺素、多巴胺、5- 羟色胺）再摄取，引起兴奋、欣快感强烈、活动多及性兴奋等。最常见的甲基苯丙胺因其形状似结晶的冰，俗称冰毒。

氯胺酮俗称“K 粉”，为一种分离性麻醉药物，临床上用于手术麻醉或者麻醉诱导剂。氯胺酮作用于边缘系统，有致快感作用。近年来，滥用氯胺酮的问题日益严重，主要是在一些娱乐场所。

与传统毒品相比，新型毒品更容易获得，因对其危害认识不够，涉及的滥用人群更为广泛，极易成瘾，精神依赖强，但其躯体戒断症状较传统毒品轻。其滥用方式有烫吸、口服、鼻吸、抽吸，较少注射。

部分病人常混合使用中枢神经系统兴奋剂和致幻剂，甚至用海洛因以追求更多的快感。

【临床表现】

（一）急性中毒

急性中毒的临床表现有兴奋、欣快、头脑活跃、精力充沛、能量感强、对睡眠需求减少等。

但也可出现紧张、焦虑、愤怒、判断力下降、厌食、恶心、呕吐，甚至精神压抑、沮丧等表现。自主神经症状有心动过速、血压升高、循环衰竭、瞳孔扩大、高热、出汗、震颤、痉挛等。其他症状有胸痛、心律失常、呼吸抑制、意识模糊、抽搐等。

（二）苯丙胺所致精神障碍

病人吸食苯丙胺后立即出现非常强烈的快感，即所谓腾云驾雾感或全身电流传导般的快感。滥用者很快成瘾，初始使用时病人表现为精神亢奋，不知疲倦，活动明显增加，冲动易怒，行为失控，甚至发生自杀和伤人行为。其兴奋作用可使服药者在嘈杂的环境长时间剧烈舞动，引起脱水、高热、心衰。

长期滥用苯丙胺可引起慢性中毒，导致中毒性精神病，为意识清晰状态下出现丰富的幻觉和妄想，包括幻听、幻视、关系妄想和被害妄想等。病人可产生精神恍惚、严重抑郁、睡眠障碍等。停用该药后症状可缓解，但部分病人停用后，如不治疗症状不能消除，反复复吸会导致大脑功能损害，少数预后不良。

（三）氯胺酮所致精神障碍

临床表现与精神分裂症非常相似。主要表现为幻觉、妄想、易激惹、行为紊乱等症状。幻觉主要为幻听和幻视，妄想主要为关系妄想、被害妄想，也可有夸大妄想。病人可有感知综合障碍。氯胺酮所致精神障碍一般在末次使用4~6周后消失，也可长达6周以上。反复使用可导致精神病性症状复发与迁延。

【治疗】

（一）急性中毒的治疗

支持和对症治疗，给予足量的补液，维持水、电解质平衡，促进排泄，保持呼吸道通畅，吸氧，气管插管，镇静，止痉等急救措施。高血压者给予降压药物，高热者给予物理降温，肌肉痉挛者用琥珀胆碱。一般情况下出现的戒断症状给予支持治疗，2~3天可自行缓解。

（二）精神障碍的治疗

病人出现的精神症状，如情绪暴躁、冲动伤人等，可选用氟哌啶醇5mg肌内注射，或用地西泮等苯二氮䓬类药物；对出现幻觉、妄想的病人可用抗精神病药物，如奥氮平等；对于存在焦虑、抑郁情绪的病人可给予抗焦虑、抗抑郁药物治疗；对可能出现的伤人、自杀等暴力行为则需严加防范。

（三）心理治疗

病人多存在焦虑、抑郁等情绪，或其他的心理问题，要做好病人的心理疏导，改善认知，缓解不良情绪，引导病人运用健康的方式应对生活和工作，可避免或减少药物的使用。给予个别心理治疗和集体心理治疗都有很大的帮助。

第五节　其他精神活性物质所致精神障碍

一、烟草

据估计，目前全国有3亿人吸烟，直接或间接接受烟草危害者达7亿人。香烟的燃烟中所含的化学物质多达4 000种，其中在气相中含有近20种有害物质，其中还有很多致癌物质。与吸烟相关的疾病主要为呼吸道、消化道、心血管疾病和各种癌症。尼古丁是烟草的依赖性成分。长期大量吸烟者突然戒烟会出现烦躁不安、情绪低落、易怒、失眠等戒断症状。

目前戒烟治疗的方法主要有以下 2 种:

1. 药物治疗 以低剂量、安全性好的尼古丁制剂替代治疗,减轻戒断症状,达到戒烟目的;可乐定用于较重的烟草依赖者;去甲替林能减轻焦虑、改善睡眠、提高疗效。

2. 认知疗法 提高认识,改变认知,开展健康教育和戒烟运动,给吸烟者提供心理咨询、家庭帮助、社会支持等措施,使人们认识到吸烟的危害,努力戒烟,争取戒烟成功。

二、镇静催眠和抗焦虑药所致精神障碍

此类药物包括范围很广,都能抑制中枢神经系统的活动。目前临床上主要有两大类:巴比妥类和苯二氮䓬类。

小剂量的巴比妥类可抑制大脑皮层,产生镇静催眠作用;较大剂量可使感觉迟钝、活动减少引起困倦和睡眠;中毒剂量可致麻醉、昏迷乃至死亡。长期用药一旦停药或减药,会产生动眼睡眠反跳,出现多梦、噩梦频繁,严重干扰睡眠,病人只好再次服用而产生依赖。

对于巴比妥类的戒断症状应予以充分注意,在脱瘾时减量要缓慢。以戊巴比妥为例,每日递减不超过 100mg,递减时间需要 2~4 周,甚至更长。

苯二氮䓬类药物的主要作用是抗焦虑、肌肉松弛、抗惊厥、催眠等。它的中毒症状与醉酒类似,表现为冲动和攻击行为、情绪不稳、判断失误、说话含糊不清、共济失调、站立不稳、眼球震颤、记忆受损,甚至昏迷。在突然停药 24 小时内戒断症状出现,如厌食、虚弱无力、焦虑不安、头痛、失眠,随之出现肢体粗大震颤;停药 2~3 天,戒断症状达到高峰,出现呕吐、体重锐减、心动过速、血压下降、四肢震颤加重、全身肌肉抽搐或出现癫痫大发作,有的出现高热、谵妄。

逐渐减少苯二氮䓬类药物的应用,可使用情绪稳定剂,如卡马西平、普洛萘尔等,或用长效的苯二氮䓬类药物代替短、中效苯二氮䓬类药物,再逐渐减少替代制剂的使用剂量。严格管理和控制该类药物的使用,以减少药物使用。

第六节 精神活性物质所致精神障碍病人的护理

【护理评估】

(一)主观资料

1. 对精神活性物质依赖者,评估病人滥用的开始剂量及目前剂量、使用方法、持续时间、物质来源等。

2. 评估病人有无流眼泪、流涕、焦虑、烦躁、自伤、易激惹等戒断综合征等表现。

3. 收集滥用或依赖者资料时,评估有无急性中毒症状,有无躯体依赖,依赖的程度和心理渴求程度。

4. 评估病人有无被害妄想、嫉妒妄想、兴奋躁动等。

5. 对酒精依赖者,评估其饮酒的种类、饮酒量、每日饮酒的次数,是否规律性饮酒或无节制饮酒,有无晨饮及周期性饮酒。

6. 评估是否有兴奋躁动、情绪抑郁、冲动、伤人、毁物、幻觉、妄想、定向力障碍及意识障碍等。

7. 有无急性中毒症状及戒断综合征的表现。

（二）客观资料

1. 评估病人的一般状况，如职业、文化程度、婚姻状况等。

2. 体格检查，如生命体征、身体状况、疾病史、外伤史等。

3. 评估病人的精神状态，如意识状态是否清晰，回答问题是否切题，接触是否合作，思维是否正常，情绪是否平稳，有无消极言语行为等。

（三）相关因素

1. 对阿片依赖者，评估其使用阿片类物质的相关原因　①是否因好奇心驱使、追求刺激、受到家庭成员或朋友的影响；②是否心理压力大、经受失败与挫折；③是否由于疾病需要使用阿片类药物后产生依赖。

2. 对新型毒品依赖者，评估其滥用毒品的相关因素　①是否有交友不慎、追求刺激；②是否有家庭冲突、社会压力；③是否是为了减肥而使用毒品，以至于无法自拔；④还需要评估病人家属是否有物质滥用史。

3. 对酒精依赖者，了解病人有无负性生活事件及相关原因　①病人是否经历了挫折与失败；②饮酒是为了减轻心理压力，还是为了缓解抑郁心境；③是否终日沉溺饮酒，有无饮酒后的负罪感、自卑感及自我放纵等；④是否丧失了对家庭和社会的责任和义务，家庭成员有无嗜酒史；⑤家庭成员对病人是否能提供有效的支持等。

【护理诊断】

1. 个人应对无效　与认知歪曲、支持系统缺乏有关。

2. 焦虑/抑郁　与个体应对无效、戒断症状、觅酒、觅药行为有关。

3. 营养失调：低于机体需要量　与食欲缺乏、消化系统功能有关。

4. 有对他人/自己施行暴力行为的危险　与意识障碍、幻觉、错觉、妄想、及觅药行为有关。

5. 睡眠形态紊乱　与药物的作用、异常的行为模式及戒断反应有关。

6. 沐浴/穿着/进食/如厕自理缺陷　与生活能力受损、认知能力的丧失、意识障碍等有关。

7. 家庭应对无效　与病人嗜酒或吸毒后与家庭成员关系紧张有关。

一、护理目标

1. 病人能正确认识成瘾问题，应对机制积极。

2. 病人能控制自己的情绪和行为，未出现觅酒和觅药行为。

3. 病人能进食，摄取能量，躯体营养状况得到改善。

4. 病人能够认识到幻觉、妄想，自觉控制，未出现暴力行为。

5. 病人能够配合治疗，消除戒断症状，改善情绪和睡眠。

6. 病人能积极参与力所能及的自我料理。

7. 病人能改善与家人的关系，得到家人的谅解和支持。

二、护理措施

1. 安全护理　护理人员为病人提供良好的住院环境，确保病房安全和病人的安全。做好对病人和病人家属的安全教育，严格执行安全检查和探视制度，杜绝各类精神活性物质流入病房。对严重冲动、躁动的病人可采取约束或临时隔离，并有专人护理，避免伤人毁物。

2. 生活护理　在戒断治疗期间，对于生活不能自理的病人，护士应及时给予帮助。加强基础护理，如口腔护理、饮食护理、睡眠护理等，及时更换污染的床单、被服、衣物，保证给病人创造清洁、舒适的治疗环境。

3. 精神症状护理　急性期病人出现中毒性精神障碍，精神症状的护理可参照精神疾病的护理常规，护士要认真观察病人病情，区分中毒症状和精神症状，防止病人冲动伤人、消极自杀，确保病人安全。

4. 药物治疗的护理　可参照精神科药物护理常规。护士应严格执行三查八对，督促病人口服药到胃，防止藏药。阿片依赖者用美沙酮治疗时，按照麻醉药管理规定，严格交接班，确保病人按时按量服药。

5. 心理护理　构建良好的护患关系，良好的护患关系是病人配合治疗的关键。护士对病人进行个别心理护理和小组心理护理，给予病人心理疏导、心理干预，及时发现病人的情绪变化，引导病人安心住院，积极配合治疗和护理，顺利完成临床脱毒治疗。

6. 康复期护理　对病情好转，即将康复的病人，护士应帮助病人争取其家庭的支持和关心，切断药瘾来源和与供药者的来往，以巩固疗效，防止复发。即将出院病人，护士要告知病人按时服药，定期来院复诊，并将进行电话随访。

7. 工娱治疗　包括引导式教育、问题治疗、音乐治疗、书法治疗、体育运动治疗、生物反馈治疗等。

三、护理评价

经过上述护理措施的实施，病人是否能运用合理的策略应对压力；病人能否控制自己的情绪和行为；病人躯体营养状况是否得到改善；病人的精神症状和戒断症状是否得到控制；病人是否配合治疗，有无戒断症状，情绪和睡眠是否得到改善；病人是否积极参与力所能及的自我料理；病人与家人的关系是否得到改善，是否得到家人的谅解和支持。

（付广燕）

思考题

病人，女，29 岁，因情绪低落，睡眠差，易激惹，疑人加害 1 个月加重，伴自伤行为 1 天而入院。家人介绍病情：3 年前病人出于好奇，开始使用冰毒，吸食冰毒的次数和剂量逐渐加大，每次吸食冰毒之后开心得不得了，不吸食则情绪低落，唉声叹气，周身不适。近一个月认为有人跟踪自己，要伤害自己，并在自家的电话和卧室里安装了监控器和窃听器等。明知毒品的危害，又控制不住自己一次又一次吸食，觅药行为强烈，为此与家人多次发生冲突。1天前病人自行在卧室里用水果刀伤害自己的身体，以致身体多处受伤。病人在其家人极力地劝说下入院戒毒治疗。

请分析：

1. 对该病人进行护理评估，做出护理诊断。
2. 为该病人制订护理措施。

第七章 精神分裂症病人的护理

学习目标

1. 掌握精神分裂症的概念、临床表现、护理措施。
2. 熟悉精神分裂症的分型及治疗原则。
3. 了解精神分裂症的病因及诊断要点。
4. 能识别精神分裂症的症状；能制订精神分裂症病人的护理措施。
5. 具有爱护病人的情感及与病人建立良好关系的意识。

精神分裂症是精神活动与周围环境不协调的精神病，严重威胁人类健康，给病人自身带来严重的不良后果，同时作为与之关系密切的家属，也因长期与其共同生活而备受社会歧视和压力，从而对家庭及家庭成员的生活质量造成严重影响，且给家庭带来巨大的经济负担。精神分裂症对家庭的影响超过了糖尿病、冠心病、癌症等慢性疾病。本章将重点介绍精神分裂症的临床特点及护理要点。

案例导学与思考

案例导学

病人，女，28岁，未婚。大学毕业后长期待业在家，和母亲相依为命。为人老实，内向，不爱说话，总是独来独往，没有知心朋友。多个男朋友都因为她“太内向”而分手。一年前其母病故，半年前病人精神开始萎靡不振，表情呆滞，失眠。入院前3个月，病人觉得街坊邻居常常议论自己的隐私，和邻居说“我想的事你们都知道了”。病人还感到外部有一种电波控制自己，思想、言语、各种行为处于被控制状态。入院检查意识清晰，情绪不稳，不安心住院，否认有病。有时自言自语，有时侧耳倾听，若问她听到了什么，她回答：“妈妈说马上来接我去见阎王爷”。既往体健，其父有精神病史。

思考：

1. 找出病人患病的原因。
2. 识别病人存在的精神症状。

第一节　概　　述

一、概念

精神分裂症（schizophrenia）是一组病因尚未完全阐明的精神疾病，具有认知、情感、意志行为等方面的障碍，以精神活动与周围环境不协调为特征，通常无意识、智力障碍。多发生于青壮年，病程多迁延，呈反复发作，最后恶化衰退。约占住院精神疾病病人的50%，占慢性精神疾病病人的60%。

二、病因与发病机制

精神分裂症的病因尚未阐明，但多数学者都认为与下列因素有关。

1. 遗传因素　国内外大量关于精神分裂症的家系调查表明：遗传在精神分裂症的发病中具有重要作用。与病人血缘关系越近，患病率就越高，患病风险越大。

2. 神经发育　精神分裂症的发生可能与神经发育异常有关。如母孕期病毒感染、父母药物依赖等因素与精神分裂症发病有关。

3. 神经生化异常　神经生化、生理、精神药理及脑影像技术等神经科学的迅速发展，引发了具有影响力的神经递质学说理论与病理学发现。如多巴胺假说、氨基酸类假说及5-羟色胺假说等。

知识链接

1. 多巴胺（DA）功能亢进假说　吩噻嗪类等药物能有效地治疗精神分裂症，与其阻断中枢神经系统DA受体的功能有关。

2. 氨基酸假说　中枢谷氨酸功能不足可能是精神分裂症的病因之一。非典型抗精神病药物的作用机制就是增加中枢谷氨酸的功能。

3. 5-羟色胺（5-HT）假说　$5\text{-}HT_{2A}$可能与情绪、行为控制及多巴胺调节释放有关。利培酮、氯氮平对多巴胺有拮抗作用，还可对$5\text{-}HT_{2A}$有很强地阻断作用，故对精神分裂症的症状有效。

4. 心理社会因素　在精神分裂症的发病因素中，心理社会因素亦具有不可忽视的重要作用，包括社会、政治、经济、婚姻、家庭、工作等各个方面，如经济落后、社会动荡、事业的成功与失败、母爱剥夺、家庭不幸、生离死别等可能与发病有关。

三、临床表现与分型

（一）临床表现

精神分裂症的精神症状复杂多样，不同阶段、不同类型的精神分裂症病人临床表现有很大的区别。但无论何种精神分裂症病人均具有思维、情感、意志行为的不协调和脱离现实环境的特点。现分别介绍如下：

1. 感知觉障碍　精神分裂症最突出的感知觉障碍是幻觉，以幻听最为常见。幻听多半是争论性的，如两个声音议论病人的好坏；或评论性的声音不断对病人的所作所为指手画脚。如一位 40 多岁的女病人出门买菜，声音讲"大破鞋又出门了"，病人听后十分气愤，掉头回家，声音马上又说"装蒜"。幻听也可以是命令性的，如在医生检查病人时，询问病人的姓名，声音告诉病人"别说你的真名"，病人就随口编了一个假名；幻听还可以思维鸣响的方式表现出来，即病人所进行的思考，都被自己的声音读了出来。病人的行为受幻听的影响，可与幻听对话，作侧耳倾听状，或沉醉于幻听中，有时自笑、自语。有时可以出现幻嗅和幻味，多为闻到某种难闻的气体或尝到某种"有毒"的味道。幻触很少见，多表现在皮肤及性器官方面。精神分裂症的幻觉内容都与病人本人有关。

精神分裂症病人的幻觉体验可以是逼真生动的，也可以是朦胧模糊的。但多会给病人的思维、行动带来显著的冲击，病人会在幻觉的支配下做出违背本性、不合常理的举动。如有的病人在幻听的影响下辱骂甚至殴打亲人，有的病人为了躲避幻听的"骚扰"频频上访，要求有关部门拆除安装在自己脑子里的"播音器"。曾有一位老年妇女，因为总是听到有声音讲"水里有毒"，为了喝上"干净"的水，提着暖瓶走了 20 多公里，路上花了 6 小时。

2. 思维及思维联想障碍　联想过程缺乏连贯性和逻辑性是本病的特征性症状。其特点是在意识清楚的情况下，病人的言谈或书写，虽然语句文法正确，但语句之间或上下文之间缺乏内在意义上的联系，因而缺乏中心内容。交谈时可表现为对问题的回答不切题，对事物叙述不中肯，使人感到不易理解，称思维松弛。严重时言语支离破碎，甚至个别语句之间也缺乏联系，称破裂性思维。有时病人可在无外界原因的影响下，思维突然中断，称思维中断；或涌现大量思维，并伴有明显的不自主感，称思维涌现（强制性思维）。有些病人用一些很普通的词或动作，表示某些特殊的、除病人自己以外，别人无法理解的意义，称病理性象征性思维；或将两个或几个完全无关的词拼凑起来，赋予特殊意义，称语词新作。这些都是精神分裂症病人思维联想过程带有特征性症状。

思维内容障碍的主要表现是妄想，妄想是精神分裂症最常见的症状之一。精神分裂症的妄想具有内容荒谬、泛化，且多不愿意暴露其病态体验而加以隐蔽的特点。以关系妄想、被害妄想和影响妄想最常见，此外还可见疑病妄想、钟情妄想、嫉妒妄想等。如某病人最初认为邻居和同事的举止行为和他有关系，后来认为其所到之处，不论是在大街上、公共汽车上，还是商店里，人们都在议论他，甚至报纸新闻、广播内容也含沙射影地在说他，周围人的一言一行、一举一动、咳嗽、吐痰、关门等都是一种"信号"，暗示要害他。有的病人坚信有外力在控制、干扰和支配他的思想和行为（被控制感），甚至认为有些特殊仪器、电波、电子计算机在操纵或控制他（影响妄想）。有时则坚信自己的内心体验，所思所想已被人知道（被洞悉感）。被控制感、影响妄想和被洞悉感是精神分裂症的特征性症状。

3. 情感障碍　表现情感淡漠、情感不协调或情感倒错也是精神分裂症的特征。情感淡漠最早涉及的较细腻的情感，如对同志、朋友欠关心，对亲人欠体贴等。病情加重后，病人可对周围事物的情感反应变得迟钝，对生活和学习的兴趣减少。随着疾病的发展，病人的情感日益淡漠，甚至对巨大痛苦的事情也表现惊人的平淡，最后病人可丧失与周围环境的情感联系。在情感淡漠的同时，可出现情感反应与环境不协调，与思维内容不配合。病人可为琐事而勃然大怒，或含笑叙述自己的不幸遭遇，称情感倒错。

4. 意志行为障碍

（1）意志减退：是其特征，病人的活动减少，缺乏主动性，行为变得孤僻、被动、退缩。病人对生活、学习及劳动的要求减低，如不主动与人往来，无故旷课或旷工等。严重时对生活的基本要求亦减低，如病人不注意清洁卫生，长期不洗澡、不理发，终日无所事事，呆坐或卧床。

（2）紧张症候群：以病人全身肌张力增高而得名，包括紧张性木僵和紧张性兴奋两种状态，两者交替出现是精神分裂症紧张性的典型表现。木僵时以缄默、随意运动减少或缺失及精神运动无反应为特征，病人表现为不语不动、不进饮食、不自动排便，对外界刺激无任何反应。严重时病人可出现蜡样屈曲。木僵病人有时可突然出现冲动行为，如突然起床，无故摔东西、毁物，即紧张性兴奋。

5. 自知力缺乏　绝大多数病人认为自己的病态体验不是自己有病，而是由于某些人的恶意加害于他。由于缺乏自知力，病人往往不愿意接受治疗。

6. 无意识障碍　精神分裂症病人大多没有意识障碍，妄想、幻觉、联想障碍等都在意识清晰情况下出现。

7. 无智力障碍　如果病人合作，一般查不出智力障碍。

精神分裂症的症状在急性阶段，临床症状以幻觉、妄想等为主，这类症状称阳性症状。慢性阶段临床主要症状是思维贫乏、情感淡漠、意志缺乏、孤僻内向为主，又称阴性症状。这种区分是相对的，首先临床主导症状因类型而异，其次同一阶段病人可有急性和慢性两种症状。

（二）临床分型

根据临床综合征的不同，将本病分为不同的类型。

1. 偏执型（paranoid type）　又称妄想型。此型最常见，多在青壮年和中年或更大年龄起病。以较持续存在的各种妄想为主，常伴有幻听，人格改变较轻。病初可表现为敏感多疑，以后逐渐发展成妄想，且妄想的对象有泛化的趋势。妄想以关系妄想、被害妄想最多见，在妄想的支配下与周围人发生纠纷和冲突。妄想多不系统，内容荒谬或自相矛盾或脱离现实。情感和行为受幻觉或妄想的影响，表现疑惧、自伤、伤人行为。此型对抗精神病药物疗效较其他各型好，预后较好。

病例：病人，男，48 岁，一年前因生意失败，回北京借居在姐姐家。入院半年前的一个深夜，病人发现对面楼里有灯光打到自己的房间。此后渐渐发现街坊邻里常常“话里有话”，内容多涉及病人的隐私，开始怀疑自己的房间被人录音、摄像。入院前 3 个月，病人听到脑子里有一个自称“国家安全部少校”的人同自己讲话，声称他已成为“全国一号嫌犯”，正在对他实施全面监控。后又出现一个自称是“老书记”的女声为病人辩解，说病人是一个好同志。“少校”与“书记”在许多方面都发表针锋相对的意见，令病人不胜其扰。入院前半个月，病人多次走访各个政府部门，要求“澄清事实”“洗脱罪名”，并计划给世界各大报刊写信，申诉自己“受人迫害”的经过。

入院诊断：精神分裂症，偏执型。

2. 青春型（hebephrenic type）　此型较常见，起病较急，发展快，多在青春期发病。以思维、情感和行为的不协调为主要临床表现，比如破裂性思维、幼稚愚蠢行为。此型病人言语增多，哭笑无常，行为怪异，杂乱无目的，表情做作，做鬼脸扮怪相，傻笑，常有兴奋冲动行为及本能（性欲、食欲）亢进。对抗精神病药物反应尚可，但易复发，预后较偏执型稍差。

微课：青春型精神分裂症

3. 单纯型（simplex type）　此型较少见，多见于青少年期起病，隐匿起病缓慢发展，病程至少 2 年。早期可出现类似神经衰弱症状，失眠、易疲劳、软弱无力、工作效率下降等，逐渐孤僻、被动、生活懒散、情感淡漠。妄想不明显，以思维贫乏、情感淡漠或意志减退为主，无明显的阳性精神病症状。早期常不被人重视，可被误认为不开朗或性格问题。往往在病情严重时才发现，治疗效果及预后较差。

病例：病人，男，32 岁，18 岁进入父亲所在的工厂当工人，生性内向腼腆，胆小。26 岁后因无女友，屡次要求父母介绍对象。前后见过 20 位姑娘。最初约会时，病人很注重自己的仪表，并事先买好不少小吃。后病人只穿工作服会客，见面时低头看地，不发一言。同时工作能力逐渐下降，从较有技术的钳工调至车工、保洁员、门卫，最后病休在家。入院检查时病人多低头呆坐，对大多数问话无反应，偶尔以点头、摇头表达意见。病人在病房内多独处一隅，基本与他人不交往。

入院诊断：精神分裂症，单纯型。

4. 紧张型（catatonic type） 此型逐渐减少，多于青壮年发病，急性起病，病程为发作性。以紧张性木僵和紧张性兴奋交替或单独出现为主要临床表现。病人出现紧张性木僵时，表现为肌张力增高、不语不动、不饮不食。病人转入紧张性兴奋时，表现为突然起床，可出现伤人、毁物等冲动行为，无目的地徘徊，后又躺下，呈木僵状态。此型治疗效果较其他类型好，预后最好。

微课：单纯型精神分裂症

5. 未分化型（undifferentiated type） 病人的精神症状符合精神分裂症的诊断标准，有明显的精神病阳性症状，如妄想，幻觉，思维散漫、破裂，严重的行为紊乱等，但很难归入以上任何一种类型。

6. 精神分裂症后抑郁 指病人在过去的一年内符合精神分裂症的诊断，目前精神分裂症症状部分或大部分控制后，病人出现抑郁状态，且持续 2 周以上。这种抑郁状态可能是本病症状的组成部分，也可能是病人的心理反应，或由神经阻滞剂引起。一般达不到重度抑郁，但自杀的危险性增高，临床上应引起重视。

7. 残留型 精神分裂症疾病进入慢性阶段时，阳性症状少见，以阴性症状为主，如精神运动迟滞、活动减少、情感淡漠、思维贫乏、意志缺乏、接触被动等，病程在 1 年以上。

四、诊断标准

精神分裂症的诊断要以精神症状为主，结合病史、体格检查及病程进展综合考虑。CCMD-3 介绍如下：

诊断标准必须具备下列四条标准的要求：

1. 症状标准 至少有下述症状中的两项，并非继发于意识障碍、智力障碍以及情感高涨或低落，单纯型精神分裂症另有规定。

（1）反复出现的言语性幻听。

（2）明显的思维松弛、思维破裂、言语不连贯，或思维贫乏。

（3）思想被插入、被撤走、被播散、思维中断，或强制性思维。

（4）被动、被控制，或被洞悉体验。

（5）原发性妄想（包括妄想知觉，妄想心境）或其他荒谬的妄想。

（6）思维逻辑倒错、病理性象征性思维，或语词新作。

（7）情感倒错，或明显的情感淡漠。

（8）紧张综合征、怪异行为，或愚蠢行为。

（9）明显的意志减退或缺乏。

2. 严重标准 自知力障碍，并有社会功能严重受损或无法进行有效交谈。

3. 病程标准

（1）符合症状标准和严重标准至少已持续1个月，单纯型另有规定。

（2）若同时符合精神分裂症和心境障碍的症状标准，当情感症状减轻到不能满足心境障碍症状标准时，分裂症状需继续满足精神分裂症的症状标准至少2周以上，方可诊断为精神分裂症。

4. 排除标准 排除器质性精神障碍及其他精神障碍。尚未缓解的精神分裂症病人，若又罹患本项中前述两类疾病，应并列诊断。

五、治疗要点

在精神分裂症的治疗中，抗精神病药物治疗起关键性作用。不论是首次发作还是复发的精神分裂症病人，抗精神病药物治疗均应作为首选的治疗措施。支持性心理治疗、认知心理治疗、心理社会康复治疗在预防复发和提高病人的社会适应能力方面也十分重要。一般在急性阶段以药物治疗为主，以电痉挛治疗为辅；在恢复期，病人的精神症状消失或明显好转时，在药物巩固治疗的同时，辅以支持性心理治疗、工娱疗法、社会心理康复治疗等。

（一）药物治疗

1. 治疗原则 药物治疗应系统而规范，强调早期、足量、足疗程、单一、个体化的用药原则。治疗从小剂量逐渐加到最大推荐剂量，药物加量需视药物特性和病人体质而定。

2. 选药原则 选药应依据病人对药物的依从性，病人对药物的疗效反应、长期治疗计划、药物的不良反应、家庭经济状况而决定。

3. 药物治疗的时间 治疗包括急性期治疗、巩固期治疗（至少6个月）和维持期治疗。

（1）急性期治疗：用于首次发病或复发的急性期病人的治疗，药物治疗应系统和充分，以获得较完全的临床缓解（精神症状消失、自知力恢复）。一般疗程为4~6周。

（2）维持治疗：维持治疗的时间依据不同情况而定。如病人为第一次缓慢发病者，用药物维持治疗至少5年；急性发作，缓解迅速彻底的病人维持治疗时间可以缩短。维持治疗的药物剂量应是最低的有效剂量。维持药物应为急性期治疗的有效药。

（3）常用药物：包括氯丙嗪、奋乃静、氟哌啶醇、舒必利、氟哌啶醇癸酸酯、奥氮平、喹硫平、利培酮等。

4. 合并治疗 原则上应尽可能使用一种抗精神病药物。有时可将低效价和高效价药物合并使用，但宜以一种为主。当病人有抑郁症状时，可合并抗抑郁药物。一般在药物不良反应出现后，才合并使用抗锥体外系副作用的药物。

长期使用抗精神病药物，易出现迟发性运动障碍。目前尚缺乏有效的治疗方法，应尽量预防其发生。故应：①尽可能用最小剂量，保持最佳效应；②避免用超大剂量；③尽可能少用抗胆碱能药物；④可采用“药物假期”，即周末停药；⑤早期识别迟发性运动障碍。

（二）电抽搐治疗

电抽搐治疗是利用短暂适量的电流刺激大脑，引起病人意识丧失和全身性抽搐发作，以达到控制精神症状的一种治疗方法。适用于精神分裂症病人中严重兴奋躁动、冲动伤人、拒食、违拗及紧张型严重的木僵状态，或经多种抗精神病药物治疗效果不明显者。电抽搐治疗疗程一般为6~12次。

（三）心理社会干预

心理社会干预可以帮助病人恢复疾病所致精力和体力下降，保持良好的健康状态，恢复正常的工作或学习，重建稳定的人际关系，达到全面社会康复。

第二节　精神分裂症病人的护理

精神分裂症病人的症状复杂且多种多样，存在自知力不全或丧失，生活不能自理，甚至造成自身或他人的伤害，对社会秩序造成严重影响等。由于其特殊性，护理工作十分重要，应运用护理程序为病人做好整体护理。

一、护理评估

护理人员利用沟通与观察的技巧，从生理、心理、社会等方面收集病人目前情况。

（一）健康史

1. 现病史　评估此次发病的时间、诱因、表现、就诊原因、对学习工作的影响程度、就医经过、饮食情况、睡眠情况、生活是否能自理、活动情况、心理状况、是否服药、服药后有无药物不良反应等。

2. 既往史　评估既往健康状况如何，既往躯体疾病（癫痫、脑栓塞等疾病），既往精神疾病情况（包括既往是否发过病、发病情况、治疗过程、是否服药及服药情况）。有无重大负性生活事件及病后的社会交往能力等。

3. 个人史　评估病人是否为足月顺产者；孕期及围生期有无异常；个人成长及智力情况；病人病前性格情况；学习成绩、工作能力如何；婚姻情况；有无烟酒及其他不良嗜好等；女病人还应评估月经史和生育史。

4. 家族史　评估病人近系三代以内是否有精神疾病病人。

（二）生理功能方面

1. 病人的生命体征　体温、呼吸、脉搏、血压是否正常。

2. 饮食情况　病人是否独立进食，有无营养失调、电解质及代谢功能紊乱。

3. 睡眠情况　病人有无入睡困难、早醒、多梦等情况。

4. 二便情况　病人大小便能否自理，有无便秘、尿潴留等。

5. 病人日常生活能否自理，衣着是否整洁；有无生活懒散、疲倦情况等。

（三）心理功能方面

1. 感知觉　重点评估病人是否有幻觉，尤其是命令性幻听，评估幻听出现的时间、频率、内容，病人对幻听的感觉及反应。

2. 思维　评估病人有无思维形式障碍、思维联想障碍和思维内容障碍。如有妄想，需评估妄想的种类、内容、性质、出现时间、涉及范围及其对病人的影响。

3. 情感　评估病人有无情感淡漠、情感迟钝、情感反应与周围环境是否相符等；有无抑郁、焦虑、兴奋、易激惹；是否经常出现躁动不安、生气及愤怒情绪，是否有暴力倾向。

4. 意志行为　评估病人是否意志减退，行为是否有不注意整洁和个人卫生情况，对工作、学习是否被动、退缩，有无异常行为，有无自杀、攻击、伤人、毁物、外走、木僵等状况发生等。

5. 自知力　病人是否存在自知力，是否承认自己有病，是否配合治疗等。

（四）社会功能方面

1. 人际交往能力　发病前的社会交往能力如何，是否愿与人交往，病人的人际关系如何，与周围人是否容易建立亲密关系，对社会活动是否有退缩、回避现象。

2. 支持系统　病人的社会支持系统如何，家人对病人患病的态度、关心情况、照顾情况，病人的婚姻状况如何，患病后同事、同学、亲属对病人的态度是否改变，其主要亲人如父母、配偶能否提供时间、知识和钱物等资源，其他家庭成员能否提供支持、理解、帮助。病人对经济收入及医疗费用支出的态度。

二、护理诊断

1. 有对他人 / 自己施行暴力行为的危险　与幻觉、妄想、精神运动性兴奋、意向倒错及自知力缺乏等因素有关。

2. 有自杀的危险　与命令性幻听、自罪妄想、意向倒错及焦虑抑郁状态而产生的羞耻感有关。

3. 有受伤的危险　与木僵、受幻觉和妄想内容支配有关。

4. 思维过程改变　与思维活动形式障碍有关。

5. 睡眠形态紊乱　与各种精神症状导致睡眠障碍，如兴奋、幻觉、妄想等有关。

6. 沐浴 / 穿着 / 进食 / 如厕自理缺陷　与丰富的精神症状、紧张性木僵状态、极度焦虑紧张状态及精神衰退有关。

7. 营养失调：低于机体需要量　与受幻觉、妄想影响而拒食，消耗过大及摄入不足有关。

8. 不依从行为　与幻觉妄想状态、自知力缺乏、木僵、违拗、担心药物耐受性及新环境的不适应有关。

9. 社交孤立　与精神状态异常有关。

三、护理目标

1. 病人在住院期间能学会控制情绪的方法，控制暴力行为。不发生冲动伤人、毁物的行为。

2. 病人在住院期间病情不稳定时由护士 24 小时看护，不发生自杀行为。

3. 病人出现幻觉后避免发生危险的行为。

4. 病人能不受思维改变的影响，表现出符合自身的社会角色特点，最大限度地完成社会功能。

5. 病人睡眠得到改善，睡眠时间能得到保证，并能学会一些应对失眠的方法。

6. 病人住院期间在护理人员的帮助下能保持个人卫生整洁，并最大限度地形成良好的生活自理模式。

7. 病人通过护理后能主动进食，通过改变病人不良行为和生活方式使体重维持在正常水平。

8. 病人能对疾病有正确的认识，自知力部分或全部恢复，能主动服药，正确理解疾病与治疗的关系。

9. 病人住院期间，在护士的指导下恢复与人正常交往的能力。

四、护理措施

（一）安全护理

精神分裂症病人由于病人认知、情感、意志行为等精神活动具有明显障碍，易出现冲动、伤人毁物、自杀自伤、出走等异常行为。这些异常行为对病人自身及他人和环境具有威胁性和不可预测性，甚至导致严重后果。因此，安全护理是精神科护理工作中最重要的部分。

1. 病房的安全管理　病房设施安全，勤查勤修，发现设施损坏及时维修，病区办公室、治疗室、浴室、配膳室、杂物间等必须随手锁门。加强病人床位检查，注意检查有无积存药品、皮带、锐器等，防止病人在症状支配下存放危险物品，导致危险行为发生。病人应在医护人员的看管下使用指甲剪、针线并应及时收回。在病人入院、会客、假出院或外出返院时应加强检查，防止将玻璃制品、刀具、绳索、打火机等危险用品带入病房。

2. 严密观察，掌握病情　护理人员应高度重视安全护理，严格执行工作常规。提供一个安全、安静的环境；定时清点病人数目，确保病人安全。做好精神药物治疗中护理工作，包括保证病人按医嘱服药，注意药物疗效观察及不良反应的处理等。夜间、凌晨、午间等时间以及医护人员交接班时段等较容易发生意外，护士应提高警惕，密切观察。

3. 重症病人（兴奋躁动、伤人毁物、自杀自伤、木僵、拒食、出走以及伴有严重躯体疾病的人）应安置在重症监护室内，实行 24 小时专人护理。有自杀危险的病人安置于离护士站近的房间，便于观察和管理，防止意外发生。

4. 将冲动或易激惹的病人分开活动与居住。

（二）生活护理

1. 卫生护理　指导病人制订日常生活计划，养成良好的卫生习惯。对生活不能自理的病人要主动做好晨晚间护理，每周定期为病人洗澡、更衣、理发、修面、修剪指（趾）甲，这样既可以保持自身的清洁，又可防止抓伤自己和他人。督促女病人注意经期卫生，必要时帮助病人料理。护士每天要做好病人床单位的卫生，使病人生活在清洁、舒适的环境之中，这不仅有利于缓解其兴奋、焦躁的情绪，而且可以防止并发症的发生。

2. 饮食护理　进餐一般采用集体用餐（分食制）方式。进餐过程中注意观察，防止倒食、拒食、暴饮暴食、藏食、抢食等行为，并提醒病人细嚼慢咽，防止噎食、窒息等意外发生。对拒食病人应及时了解原因，采取针对性措施。如有被害妄想病人可让其参与备餐和选择食物。有罪恶妄想病人可将饭菜搅拌使病人以为是残羹剩饭而进食，上述措施无效时，可给病人鼻饲流质饮食或静脉输液补充营养。对暴饮暴食的病人应限制其入量，以免发生急性胃扩张或急性胰腺炎。老年病人、锥体外系反应严重的病人，有时会出现吞咽困难的现象，为了防止在进食的过程中因吞咽反射迟钝发生噎食而导致窒息，应给予半流食，且不能催促病人加快进食速度。注意评估病人进餐后的情况，有无腹胀、腹痛或其他不适。每周测体重 1 次。

3. 睡眠护理　为病人提供光线柔和、温湿度适宜、安静舒适的睡眠环境，减少或去除影响病人睡眠的诱发因素，合理安排作息制度。避免睡前大量饮水、吃刺激性食物、谈论兴奋性话题和看刺激性的电视。督促病人养成良好的睡眠习惯，减少白天卧床时间。对睡眠不好的病人要了解失眠的原因，是精神症状所致，还是由心理因素、躯体疾病造成的；必要时遵医嘱用药诱导，观察睡眠改善情况，做好记录与交班，以免重复使用。

4. 排便护理　每天观察病人的大小便排泄情况。鼓励便秘病人多饮水、多食粗纤维食物，必要时给予开塞露或缓泻剂，三日无大便者应给予灌肠，保持大便通畅，否则可导致麻痹性肠梗阻。对尿潴留的病人应尽量使用多种办法诱导病人自行排尿，如让病人听流水声或轻轻按摩下腹部，有时可获得较好效果，必要时可导尿或按医嘱给予药物处理。认知障碍的病人，常便溺在床上或衣裤内，护士应掌握此类病人大小便的规律，除昏迷病人外，训练他们规律的排便行为、训练自理能力；要及时更换脏污的被褥、衣裤，并清洗局部，保持皮肤清洁。

（三）症状护理

1. 幻觉状态 应密切观察病人的情绪变化和言语行为表现，了解幻觉的类型、性质。对于在幻觉支配下，病人出现不合作、逃离医院、伤人、自伤等行为的病人应安排在重症观察室，专人监护，防止意外事件发生。护士要与病人建立良好的护患关系进行沟通，了解心理状态。耐心听取病人的感受，表示理解并接纳，不要强化病人的病理思维，不过分迁就，也不要与病人争辩。鼓励和督促病人参加各种工娱治疗活动，分散注意力。病情好转后，与病人讨论分析病情情况，帮助病人早日康复。

2. 妄想状态 病人在妄想的影响下，可出现自杀伤人、冲动毁物、拒食拒药等行为。护士应掌握妄想的内容，对症护理。例如，对被害妄想病人，护士应耐心说服解释，外出有人陪伴，拒食时可采用集体进餐，及时转移被害妄想的嫌疑对象，注意安全；对有关系妄想的病人，在接触时语言应谨慎，不要过早否定病人的病态思维，不要在病人附近交头接耳、发出笑声或谈论其病情，以免病人猜疑，强化妄想内容。对有疑病妄想的病人应耐心倾听，并鼓励病人参加各种有益的工娱治疗活动；对有自杀倾向的病人，禁止单独活动和在危险场所逗留，外出时要严密监测病人。

3. 兴奋状态 精神分裂症病人在病程的每一个阶段都可能出现兴奋状态，甚至出现冲动暴力行为，尤以急性期多见。护士掌握病情变化，比如病人兴奋状态的行为特点、规律和发生攻击行为的可能性。当病人处于兴奋状态发生冲动时，护士要了解冲动的诱发因素、持续时间等，控制好自己的情绪，耐心劝导，不激惹病人，联合其他医护人员，从侧面或后面予以有效地控制，及时制止冲动行为的发生和造成的不良后果。

4. 木僵状态 病人精神运动深度抑制，生活不能自理、违拗、不合作，护士要认真执行保护性医疗制度。病人终日卧床不起，不语、不动、不食时，要做好生活护理：包括口腔、皮肤护理，排泄情况的护理，避免压疮和吸入性肺炎等并发症的发生。同时保证病人的营养和液体的摄入，必要时给予鼻饲，以维持水、电解质、能量代谢平衡。要密切观察病情变化，警惕有些病人由木僵状态突然转入紧张性兴奋而导致冲动、伤人、毁物等行为，必须加强防范，防止病人自伤和伤人。

5. 生活懒散，无意向要求 病人多以思维贫乏、情感淡漠、意志缺乏为主要临床表现。护士应教会病人日常生活技能，为病人制订长期的生活自理能力训练计划，督促病人按计划训练。通过正性激励，培养良好的生活习惯。鼓励病人参与工娱治疗和体育锻炼，扩大社交范围，改善病人的社会适应能力，提高生活质量。

6. 不合作 护士应主动关心、体贴、照顾病人，使病人感受到自己是被接纳、被重视的。选择恰当的时机，与病人建立良好的护患关系，宣教有关知识，说明治疗的重要性。严格执行操作规程，做到发药到手、看服到口，确保药物服下；对拒不服药的病人，除耐心劝导外，可鼻饲、肌注长效针剂或静脉给药。密切观察病人服药后的治疗效果和不良反应，鼓励病人表达对治疗的感受和想法，一旦出现药物不良反应应及时与医生联系，并及时处理。

（四）药物护理

1. 服药依从性管理 对口服用药的病人，严密观察病人服药的态度，注意在服药后检查病人口腔、手，防止病人出现藏药、丢药的行为。对注射用药的病人，要按时准确执行，并对不合作的病人做好耐心解释劝说工作，尽量取得病人的配合，使治疗工作得以顺利进行。对严重不配合治疗的重症病人，必要时要采取强制性治疗方法，保证在劝说解释无效的情况下给予病人有效的治疗。

2. 观察药物的不良反应　精神分裂症病人在治疗过程中，由于药物的作用，常常会出现各种不良反应，给病人带来痛苦，从而影响病人服药的依从性。护理人员要针对病人服药的不同反应进行针对性地观察，并采取相应的护理措施。

（五）心理护理

1. 与病人建立良好的护患关系　护士要注意观察病人情绪情感反应的程度和言行，及时预测病人心理、生理需要，主动满足病人需求，使病人感到自己被重视和接纳，以建立良好的护患关系，取得病人信任，深入了解病情，顺利完成观察和护理工作。

2. 正确地运用沟通技巧　配合医生恰当使用倾听、疏泄、解释、鼓励、保证、暗示等支持性心理治疗和领悟治疗，鼓励其说出对疾病和有关症状的认识和感受。交谈时，态度应亲切温和，语言具体、简单、明确，给病人足够的时间回答问题，不要轻易评论妄想的内容，也不可与其争辩，但也不能过分迁就。运用心理咨询技巧，解决病人所面临的心理压力。

（六）健康教育

1. 对病人　使病人认识到坚持服药对防治病情复发的重要性。按时门诊复查，服从治疗，坚持服药；帮助病人建立自理模式；鼓励病人参加综合康复活动，加强工娱治疗，保持规律的生活制度，积极应对社会环境压力。

2. 对家属　指导家属学习精神分裂症的相关知识和预防复发的常识。了解病情波动、复发的早期症状，以便及时就医；督促病人服药，并观察药物的不良反应；教会积极应对各种危机（冲动、伤人毁物、自伤自杀）的方法，争取获得家属、亲友的支持和社会支持，以减少或消除复发因素。

五、护理评价

经过上述护理措施的实施，病人的生理、心理问题、精神症状是否得到改善和控制；病人的睡眠是否改善，是否掌握几种失眠的应对方法；生活自理能力和社会交往能力是否得到改善和进步；自知力是否恢复；病人对疾病的看法和对治疗的态度是否改变；病人及其家属对疾病知识是否有所了解。

（马文华）

思考题

病人，女，32 岁，已婚，汉族。病人 2 年前因上班时与同事打架后出现沉默少言，情绪低落，睡眠差，四肢无力，并出现易激惹，有打人倾向，在当地精神病院诊断为“精神分裂症”。住院半月，病人症状好转后强烈要求出院，家属同意后出院。2017 年 5 月某日乘车回家途中，突感车上乘客神色不对，似乎是在跟踪自己，马上换车回家，告诉丈夫说单位同事在小李指挥下组成了一个小集团对自己进行迫害，还联络了便衣警察监视自己。从此闭门不出，在家东翻西找，说要找出安装的窃听器。后逐渐发展到认为自己的父母、丈夫也参与这一团伙，每日将门窗紧闭，手握匕首不让人进房，也不吃不喝，说家里的饭菜有毒。于2017年6月送入精神科，病人既往体健，无重大躯体疾病。病人意识清晰，定向力良好，接触合作言谈切题，记忆智力无障碍，唯孤僻离群，独卧于床，不与病友交往，时而自语自笑，有时凝神倾听，若有所闻。

请分析：

1. 此病人的主要症状是什么？
2. 应为该病人实施什么护理措施？

第八章
心境障碍病人的护理

学习目标

1. 掌握常见心境障碍的分类、临床特点和护理措施。
2. 熟悉心境障碍的概念、病因与发病机制。
3. 了解躁狂发作和抑郁发作的诊断要点及治疗原则。
4. 能结合临床案例，正确运用护理程序，对心境障碍病人进行有效护理和健康教育。
5. 具有爱护病人的情感及与病人建立良好关系的意识。

心境障碍是一类临床常见的重性精神障碍，抑郁发作是其中比较常见的亚型，在所有精神障碍中自杀率最高。心境障碍可带来沉重的社会负担，诊断与治疗不及时还可能带来自杀等严重后果。因此，护理人员有必要对心境障碍病人有一定认识，并能对病人提供个体化的护理措施和心理干预。

案例导学与思考

案例导学

病人，女，32岁，会计，2个月前因算错账而受到单位领导批评，出现严重失眠，入睡困难，明显早醒，食欲、性欲减退，心情低落，兴趣丧失。起病2周后不能坚持工作，认为同事在议论她贪污，领导派人监视她。近1周来动作迟缓，少语少动，反应十分迟钝。检查时病人主动言语很少，多低声简短回答，或点头摇头表示心情不好，想死，近几天来，在家里还能听见同事在议论她的声音，命令她去死。低头长时间坐着不动，可以缓慢执行躯体检查的指令。有时流泪，在督促下勉强进食。

思考：

1. 该病人患有何种精神障碍？
2. 护士对该病人应该采取哪些护理措施？

第一节　概　　述

一、概念

心境障碍（mood disorder）又称情感性精神障碍（affective disorders），是以显著而持久的情感或心境异常为主要临床特征的一组精神障碍。临床上一般指情感高涨或低落，伴有相应的认知和行为改变，部分病人可有精神病性症状，如幻觉、妄想等。此病大多数病人往往具有反复发作的倾向，间歇期精神状态基本正常，部分可有残留症状或转为慢性。一般认为情感性精神障碍的预后较精神分裂症好，但慢性化趋势较明显。

二、分类

根据《中国精神疾病分类与诊断标准》（第 3 版）（CCMD-3）、国际疾病分类（ICD-10）和美国《精神障碍诊断与统计手册》（第 5 版）（DSM-5），将心境障碍分为如下类型（表 8-1）：躁狂发作、抑郁发作、双相障碍、持续性心境障碍。

表 8-1　心境障碍分类表

CCMD-3	ICD-10	DSM-5
躁狂发作 双相障碍	躁狂发作 双相情感障碍	双相障碍与其他相关障碍
抑郁发作	抑郁发作	抑郁障碍 破坏性抑郁失调障碍 月经前期烦闷障碍 持续性抑郁障碍
持续性心境障碍 环性心境 恶劣心境 其他或待分类的心境障碍	持续性心境障碍 环性心境 恶劣心境 其他心境障碍 未特定的心境障碍	

三、病因与发病机制

（一）遗传因素

有心境障碍家族史的比没有家族史的病人的患病率高 10~30 倍，说明本病的发病与遗传因素有关，但遗传方式尚未肯定。血缘关系越近，患病率越高。一级亲属患病率远高于其他亲属。国外研究发现单卵双生的同病率为 56.7%，而双卵双生为 12.9%，由此可以说明遗传因素占有重要的地位。

（二）神经生化因素

研究发现中枢神经系统 5- 羟色胺（5-HT）和去甲肾上腺素（NE）递质代谢紊乱与此病的发生密切相关。①5- 羟色胺假说：该假说认为在 5- 羟色胺减少的情况下，可导致抑郁发作；5- 羟色胺增高的情况下，可导致躁狂发作。②去甲肾上腺素假说：去甲肾上腺素功能亢进则可导致躁狂发作；去甲肾上腺素降低，可能与抑郁发作有关。

（三）神经内分泌因素

研究显示心境障碍病人有下丘脑 – 垂体 – 肾上腺轴、下丘脑 – 垂体 – 甲状腺轴、下丘脑 – 垂体 – 生长素轴的功能异常。

（四）心理社会因素

1. 人格特征　具有明显的焦虑、强迫、冲动等特质的个体易发生抑郁；具有情感旺盛性人格特征者易患双相障碍。

2. 应激性生活事件 配偶、子女或父母亡故,居丧者可增加抑郁发作的发病率。Paykel报道:在经历一些可能危及生命的生活事件6个月内抑郁症发病危险增加6倍。

3. 早期养育环境 Bowlby认为亲子分离或存在分离的威胁,使儿童成年后易患某些障碍。精神分析理论也认为,在童年期因分离或死亡造成的母爱剥夺,在成人期易患抑郁症。另外,也有人认为父母的养育方式也与子女成年后是否容易患心境障碍有关。

心境障碍的病因及发病机制错综复杂,目前一致的观点认为生物学因素构成了患病的易感素质,而心理社会因素则起到了"触发媒介"的作用。

四、常见心境障碍病人的临床特点

(一)躁狂发作

躁狂发作(mania episode)典型临床症状是情感高涨、思维奔逸和意志活动增多,临床习惯称之为"三高"症状。

1. 情感高涨 是一种强烈而持久的喜悦和兴奋,是躁狂发作的主要原发症状。病人整天持续的愉悦、兴高采烈、眉飞色舞、喜笑颜开、洋洋自得,这种情感具有相当的感染力,能引起周围人的共鸣。有的病人尽管情感高涨,但情绪不稳、变幻莫测。这类病人以易激惹、敌意为特征,稍有不遂则大发雷霆,指责、辱骂他人,语言粗俗,甚至可出现破坏及攻击行为。但转瞬即逝,病人很快转怒为喜或赔礼道歉。

2. 思维奔逸 表现为联想过程和速度明显加快,思维内容丰富多变,常表现为思维特别灵活、言语增多、滔滔不绝、手舞足蹈,容易随境转移,言辞夸大,说话漫无边际,认为自己才华出众、神通广大、腰缠万贯,甚至出现夸大妄想,常给人以信口开河之感,可出现意念飘忽、音联和意联。其认知功能具有不受约束和思维加速的特征。

3. 意志活动增多 病人精力旺盛、兴趣广泛、活动增多,动作快速敏捷。办事缺乏深思熟虑,随心所欲,不考虑后果,爱管闲事,整日忙碌,做事有始无终或虎头蛇尾,挥霍、慷慨,喜欢惹人注意,狂妄自大,喜欢社交,轻浮,自我控制力下降,可有冲动伤人、毁物行为。严重时可表现出不协调症状,如言语凌乱、行为紊乱、幻觉、妄想等精神病性症状。

4. 躯体症状 病人自我感觉良好,很少有躯体不适症状和主诉,常表现为面色红润,两眼有神,心率加快,且有交感神经亢进的症状。因持久兴奋,体力过度消耗,容易引起失水、体重减轻等。病人食欲增加、性欲亢进、睡眠减少,甚至部分病人一天睡眠不到3小时,常见的睡眠障碍是入睡困难和易醒。

5. 其他症状 在发作极为严重时,病人呈极度的兴奋躁动状态,可出现意识障碍,有错觉、幻觉及思维不连贯等症状,表现为行动紊乱,并伴有冲动、攻击行为,临床称之为谵妄性躁狂。多数病人在疾病的早期即丧失自知力。

0801

微课:躁狂发作的三大核心症状

(二)抑郁发作

抑郁发作(depression episode)是多方面的,其中情绪低落、思维迟缓和意志活动减少是其核心症状,与躁狂发作截然相反,因此称之为"三低"症状。

1. 情绪低落 病人自觉情绪低沉、灰暗、心境不佳、沮丧、忧伤,甚至悲观,丧失既往的生活热情,常常诉说自己"高兴不起来""活着没意思等",具有晨重暮轻的特点,即凌晨醒来心情最为苦闷,觉得度日如年,而日落后明显好转。情绪低落常导致无助感、无用感、无望感,病人觉得艰辛难过,严重时可产生自杀观念甚至自杀行为,认为结束自己生命是最好的解脱。也会在情绪低落基础上,继发自罪观念或妄想而引发自杀行为。

50% 左右的抑郁发作病人会出现自杀观念，轻者感到活着痛苦、没意思，重者求死欲望强烈并付诸行动，10%~15% 病人最终死于自杀。有的病人虽然内心郁闷痛苦，但外表并不暴露出来，谈笑如常，称为“微笑性抑郁”。少数病人会杀死别人后再自杀，或是自首以求一死，称为“扩大性自杀”。因此，对抑郁发作病人必须及早治疗和干预。

2. 思维迟缓　思维联想速度减慢，对问话反应迟钝，注意力集中困难，记忆力减退，自感脑子迟钝，好像是生了锈的机器转不动。表现为主动语言少、声音低、语速慢；应答和交流困难，工作和学习能力下降。

3. 意志活动减退　病人感到全身乏力，做任何事都很吃力。临床表现多为终日不与他人交往，逐渐发展到不去工作、疏远亲友、回避社交，对过去的爱好和生活乐趣一概丧失。病人往往疏于操持家务，重者连吃、喝、个人卫生都不顾。走路行动缓慢，严重时不语、不食、不动，甚至可出现“抑郁性木僵”。激越病人则与之相反，在行为上则表现为烦躁不安，紧张激越，有时不能控制自己的行为，但又不知道自己因何烦躁。

4. 兴趣下降　病人对以往各种喜爱的活动兴趣下降甚至消失，只是敷衍了事，或是为了消磨时间、希望摆脱悲观失望情绪而进行。典型者对任何事物无论好坏都缺乏兴趣，离群索居，不愿见人。病人丧失了体验快乐的能力，无法从生活中体验到乐趣。

5. 情感方面　焦虑较多见，焦虑与抑郁常常伴发，而且经常成为抑郁症的主要症状之一。

6. 认知方面　可以有幻觉、妄想症状。甚至产生“三无”和“三自”症状。“三无”症状是指病人感到无用、无助、无望。“无用”是认为自己的生活毫无价值，充满了失败感，一无是处。“无助”是对自己的现状缺乏改变的信心。“无望”是对前途充满了失望，一片茫然。

7. 自知力　相当部分抑郁发作病人自知力完整，主动求治。存在明显自杀倾向者自知力可能有所扭曲，缺乏对自己当前状态的清醒认识，甚至完全失去求治愿望，常缺乏自知力。

8. 躯体症状　经常出现的症状有睡眠紊乱，主要表现为入睡困难，睡眠感缺失、早醒，其中以失眠最为多见，而以早醒最具有特征性；少数病人表现为睡眠过多。70% 的病人食欲和体重下降、性功能减退、精力丧失、无精打采、疲乏无力、懒惰、不愿见人。

知识链接

产后抑郁障碍

产后抑郁障碍是分娩后最常见的精神障碍，通常在产后 4 周内抑郁发作起病，其症状、病程和结局与其他抑郁障碍相似。抑郁发作的母亲往往不能有效地照顾婴儿，病人往往会因此感到自责自罪，有严重抑郁障碍的母亲可能有伤害自己或婴儿的危险。人工流产或自发性流产后也可发生抑郁障碍，病人往往会有“后悔、苦恼、失落等”情绪。有调查发现，流产后住院的女性中，几乎一半出现精神障碍，其中主要是抑郁障碍。临床上表现为抑郁障碍的人，流产后再次发生抑郁障碍的危险更高，比预期发病率高出 2.59 倍。对是否流产存在有矛盾心理的人，抑郁更易发生。

（三）双向情感障碍

双向情感障碍（bipolar disorder）是指既有躁狂或轻躁狂发作，又有抑郁发作的一类心境障碍，称双相情感。

临床特点是反复（至少两次）出现心境和活动水平明显改变，有时表现为情绪高涨、精力充沛和活动增加（躁狂或轻躁狂），有时表现为情绪低落、精力减退和意志活动减少（抑郁）。最典型的形式是躁狂和抑郁交替发作，发作间期通常以完全缓解为特征。

（四）持续性心境障碍

持续性心境障碍（persistent mood disorders）表现为持续性并常有起伏的心境障碍。每次发作很轻，极少严重到躁狂或抑郁的程度。持续性心境障碍的发作形式有环性心境障碍、恶劣心境。病人的工作、学习和社会功能无明显受损，常有自知力，主动要求治疗。

1. 环性心境障碍（cyclothymia）　主要特征是心境持续不稳定，通常情感高涨与低落反复交替出现，但程度较轻，且均不符合躁狂或抑郁的诊断标准。

2. 恶劣心境（dysthymia）　原称抑郁性神经症，目前认为恶劣心境是一种以持久的心境低落状态为主的轻度抑郁，抑郁的严重程度和抑郁症状的数量达不到重度抑郁障碍的程度，至少持续 2 年，从不出现躁狂发作。病人有求治要求，生活不受严重影响。此类抑郁发作与生活事件、性格都有较大关系。

五、诊断标准

根据《中国精神障碍分类方案与诊断标准》（第 3 版）（CCMD-3），心境障碍的诊断标准如下：

（一）躁狂发作的诊断标准

1. 症状标准　以情绪高涨或易激惹为主，并至少有下列各诊断标准中的 3 项（若仅为易激惹，至少 4 项）：①注意力不集中或随境转移；②语量增多；③思维奔逸（语速增快、言语急促）、联想加快或意念飘忽的体验；注意力不集中或随境转移；④自我评价过高或夸大；⑤精力充沛、不感疲倦、活动增多、难以安静或不断改变计划和活动；⑥鲁莽行为（如挥霍、不负责、不计后果等）；⑦睡眠需要减少；⑧性欲亢进。

2. 严重标准　社会功能严重损坏；给别人造成困难或麻烦；给本人造成危险或不良后果。

3. 病程标准

（1）符合症状标准和严重程度标准至少持续 1 周。

（2）可存在某些分裂性症状，但不符合分裂症的诊断标准；若同时符合分裂症的症状标准，在分裂症状缓解后，满足躁狂发作标准至少 1 周。

4. 排除标准　排除器质性精神障碍，或精神活性物质和非成瘾物质所致躁狂。

（二）抑郁发作的诊断标准

1. 症状标准　以情绪低落为主，并至少有下列中的 4 项：①情趣丧失、无愉快感；②精力减退或疲乏感；③精神运动性迟滞或激越；④自我评价过低，自责，或有内疚感；⑤联想困难或自觉思考能力下降；⑥反复出现想死的念头或自杀、自伤行为；⑦睡眠障碍，如失眠、早醒或睡眠过多；⑧食欲降低或体重减轻；⑨性欲减退。

2. 严重标准　社会功能受损，给本人造成痛苦或不良后果。

3. 病程标准

（1）符合症状标准和严重程度至少已持续 2 周。

（2）可存在某些分裂性症状，但不符合分裂症的诊断。若同时符合分裂症的症状标准，在分裂症状缓解后，满足抑郁发作标准至少 2 周。

4. 排除标准　排除器质性精神障碍，或精神活动物质和非成瘾物质所致抑郁。

（三）双相障碍诊断标准

目前发作符合某一型的躁狂或抑郁标准，以前有相反的临床相或混合性发作，如在躁狂发作后又有抑郁发作或混合性发作。

（四）环性心境障碍诊断标准

主要特征是心境持续不稳定，包括众多轻度低落和轻度高涨的时期。心境波动通常与生活事件无明显关系，波动幅度相对较小，每次波动极少严重到轻度躁狂或轻度抑郁的程度。这种心境不稳定一般开始于成年早期，呈慢性病程，可一次持续数年，有时甚至占据个体一生中的大部分时间，不过有时也可有正常心境，且一次稳定数月。如果没有相当长时间的观察或是对个体既往行为较充分的了解，很难做出诊断。

（五）恶劣心境的诊断标准

1. 症状标准　持续存在心境低落，但不符合任何一型抑郁的症状标准，同时无躁狂症状。

2. 严重标准　社会功能受损较轻，自知力完整或较完整。

3. 病程标准　符合症状标准和严重标准至少已 2 年，在这 2 年中，很少有持续 2 个月的心境正常间歇期。

4. 排除标准

（1）心境变化并非躯体病（如甲状腺功能亢进），或精神活性物质导致的直接后果，也非精神分裂症及其他精神病性障碍的附加症状。

（2）排除各型抑郁（包括慢性抑郁或环性情感障碍），一旦符合相应的其他类型心境障碍标准，则应做出相应的其他类型诊断。

（3）排除抑郁性人格障碍。抑郁症状至少持续 2 年，其间如有正常心境间歇期，不会长于几周；无轻躁狂发作；在 2 年内抑郁的严重程度达不到复发性轻抑郁的诊断标准。

六、治疗

心境障碍主要是通过药物治疗、心理治疗和电抽搐治疗等方法，减轻或缓解症状，逐步恢复社会功能，降低病死率。

（一）抑郁发作

1. 药物治疗　药物治疗不但可以缓解痛苦，有效防止自杀，同时也可明显减少社会负担，恢复病人的工作、生活能力。抑郁发作是高复发性疾病，目前倡导全程治疗，分为急性期、恢复期和维持期治疗。

（1）急性期治疗：推荐 6~8 周。目标为控制症状，尽量达到临床痊愈。治疗抑郁症时，一般药物治疗 2~4 周开始起效。如果病人用药治疗 4~6 周无效，可改用同类其他药物或作用机制不同的药物。

（2）恢复期治疗：治疗至少 4~6 个月，在此期间病人病情不稳，复发风险比较大，原则上应持续使用急性期治疗有效的药物，且剂量不变。

（3）维持期治疗：抑郁发作为高复发性疾病，因此需要维持治疗以防止复发。目前有关维持治疗的时间意见不一，多数意见认为首次抑郁发作需维持治疗至少 6 个月；若有 2 次以上的复发，特别是起病于青少年，伴有精神病性症状，病情严重，自杀风险大，并有家族遗传史的病人，维持治疗 2~3 年；多次复发者主张长期维持治疗。有资料表明以急性期治疗剂量作为维持治疗的剂量，能更有效防止复发。

抑郁发作可选用的抗抑郁药物种类繁多，故临床用药应谨慎。药物与治疗方案的选用要根据病人的临床特征、伴随症状、生理特点、躯体情况、药物的临床特点和既往药物治疗的经验，同时还要考虑到药物的不良反应以及不良反应可能导致的潜在危险及其严重程度。常用的抗抑郁药物包括传统的三环类抗抑郁药、单胺氧化酶抑制药、选择性5-羟色胺再摄取抑制药以及其他新型抗抑郁剂等。

抗抑郁剂在使用过程中应遵循以下原则：①治疗方案个体化。个体对抗抑郁药物的治疗反应存在很大差异，治疗方案应考虑性别、年龄、身体情况、是否同时使用其他药物、病人经济能力等多方面因素，还要根据病人用药后的反应情况随时调整药物种类和剂量。②足量、足疗程。小剂量疗效不佳时，要酌情增至足量（有效药物剂量上限）和足疗程（>4~6周），如仍无效，可考虑换用同类其他药物或作用机制不同的另一类药。③尽可能单一用药。一般不主张联合用两种以上的抗抑郁药，仅在足量、足疗程治疗和换药无效时才考虑联合使用。④逐渐递增剂量。尽可能采用最小有效量，以减少不良反应，提高服药依从性。⑤症状缓解后不要立即停药，突然停用抗抑郁药易导致抑郁复发，病情加重，其次，突然停用抗抑郁药易产生撤药反应。⑥联合心理治疗。通过个体化、足量、足疗程等规范药物治疗可获50%~80%的成功率，如果其他因素相同，药物联合心理治疗，总体疗效可超过80%。

2. 心理治疗　心理治疗贯穿于整个治疗过程。对有明显心理社会因素作用的抑郁发作病人，为帮助其正确认识和对待自身疾病，主动配合治疗，可采用倾听、解释、指导、鼓励和安慰等支持性心理治疗。此外，认知疗法、行为治疗、人际心理治疗、婚姻及家庭治疗可帮助病人识别和改变认知歪曲，矫正病人适应不良行为，改善病人人际交往能力和心理适应功能，提高病人家庭和婚姻生活的满意度，调动病人的积极性，纠正不良人格，提高病人解决问题和应对应激的能力。

3. 电抽搐治疗　对于有严重自杀倾向、木僵、拒食、拒药者可采用电抽搐治疗。对于重度抑郁发作病人疗效可达90%。

（二）躁狂发作

1. 药物治疗　以心境稳定剂为主，必要时可合并抗精神病药或苯二氮䓬类药物。用药应遵循个体化、小剂量开始、剂量逐渐递增及全程治疗等原则。

（1）锂盐：躁狂发作首选碳酸锂。急性期治疗用量每天600~2 000mg，维持量每天500~1 500mg。起效时间7~14天。由于碳酸锂的治疗量和中毒量接近，因此用药时要时刻检测血锂浓度。急性期治疗有效血锂浓度为0.8~1.2mmol/L，维持治疗有效血锂浓度为0.4~0.8mmol/L。

（2）抗精神病药物：严重兴奋、激越、攻击或伴有精神病性症状的急性躁狂病人可合并使用抗精神病药物。常用的抗精神病药物有氯丙嗪、氟哌啶醇、奥氮平、利培酮和喹硫平等。

（3）抗惊厥药：抗惊厥药也可用于躁狂发作的治疗。常用的有丙戊酸盐、卡马西平等。

2. 电抽搐治疗　对急性重症躁狂发作、药物治疗无效的病人可采用电抽搐治疗，起效迅速，可单独应用或合并药物治疗。一般隔日一次，8~12次为一疗程。电抽搐治疗显效后仍需药物维持治疗，预防复发。

（三）双相障碍病人的治疗

1. 药物治疗　无论双相情感障碍为何种临床类型，都必须以心境稳定剂为主要治疗药物。抑郁发作时，在心境稳定剂使用的基础上可谨慎使用抗抑郁药物。药物治疗可选用三环类抗抑郁药（丙咪嗪、阿米替林等）或选择性5-HT再摄取抑制药（氟西汀、帕罗西汀等）。

2. 心理治疗　可采用支持性心理治疗、认知行为治疗、人际关系治疗等，有利于提高药物治疗依从性与疗效。病人与家属应共同参与疾病知识教育，了解疾病性质、药物知识、长期治疗的必要性、症状特点、复发早期表现，以便病人学会自我监测，以达到促进康复、预防复发、改善病人生活质量的治疗目的。

3. 物理治疗　急性重症躁狂发作、伴有严重消极的双相抑郁发作或难治性双相障碍可采用改良电抽搐（MECT）治疗，但应适当减少药物剂量。对于轻、中度的双相抑郁发作可考虑重复经颅磁刺激（repetitive transcranial magnetic stimulation，rTMS）治疗。有研究表明睡眠剥夺疗法对抑郁症病人的REM睡眠增加有良好的作用。

（四）持续性心境障碍的治疗

持续性心境障碍强调综合治疗以心理治疗为主，加强心理护理，必要时可配合相应的药物治疗。药物治疗可首选5-羟色胺再摄取抑制药（SSRIs）类抗抑郁剂。此外，5-羟色胺和去甲肾上腺素再摄取抑制剂（SNRI）、去甲肾上腺素和特异性5-羟色胺能抗抑郁药（NaSSA）等也可以推荐使用。持续性心境障碍的治疗结合认知行为治疗、人际心理治疗也有较好的效果。

第二节　常见心境障碍病人的护理

一、躁狂发作病人的护理

（一）护理评估

1. 健康史

（1）个人成长史：病人是否属于适应不良人格，如自卑、敏感、容易焦虑等。生长过程中是否有负性生活事件对心境的影响。

（2）遗传史：评估病人及家庭成员是否曾有过心境障碍的病史。

（3）生活史：评估病人是否存在生活忙碌，花钱无度，爱打扮，甚至滥用物质或性欲亢进等情况。

2. 生理心理状况　评估病人的面容、食欲、体重、心率、性欲及睡眠等情况。有无交感神经兴奋症状，如面色红润、双目有神、心率加快等，以及过度活动、摄入不足造成的体重减轻，有无因对睡眠需要减少而出现的睡眠障碍等。对病人的认知、情感及精神运动等情况进行评估，特别是对病人的伤人、毁物等危险行为要进行重点评估。病人情感活动明显增强。病人情感高涨是为了避免内心的痛苦而企图通过疲劳的活动和兴奋调节自己的一种防御机制。

3. 社会状况　对病人社会参与和可利用的支持系统等情况进行全面分析。有无打抱不平、热心助人、请客吃饭、分发物品等行为；有无人际关系的显著变化；家庭对病人目前状况所持态度如何。

（二）护理诊断

1. 有对他人/自己施行暴力行为的危险　与情绪易激惹有关。

2. 营养失调：低于机体需要量　与体力过度消耗及能量摄入不足有关。

3. 不依从行为　与易激惹、自知力缺乏有关。

4. 睡眠形态紊乱　与精神运动性兴奋、精力旺盛有关。

5. 社会交往障碍　与思维过程紊乱有关。

（三）护理目标

1. 病人学会控制自己的情绪，愿意接受治疗和护理，不发生伤害他人/自己的行为。

2. 病人的活动减少，营养供给均衡，体重恢复正常。

3. 病人能认识和分析自己的病态行为，恰当表达个人的需要，有适宜的应对方式。

4. 病人遵医服药，能够不依赖药物，养成良好的睡眠习惯，恢复正常睡眠。

5. 病人人际关系改善，能与他人建立有效沟通，恢复正常的社会功能。

（四）护理措施

1. 安全护理　护士要为病人提供安全、安静的病室环境，避免拥挤及强光刺激，清除所有危险物品，病房内家具宜少且实用。对暴力行为风险较高的病人，要对其进行动态评估，做好护理记录，护士要善于观察暴力先兆症状，如情绪激动、挑剔、质问、无理要求增多等，及早采取预防性的护理措施来杜绝暴力行为的发生。比如稳定病人情绪，做好心理护理，提高病人的依从性，教会病人发现自己行为难以自控时要及时告诉医生和护士。当病人出现情绪激动、愤怒、威胁性言语增多时，应将其安置在单人病室内，严密观察巡视，严防病人自伤或他伤。

病人一旦发生暴力行为，护理人员要沉着、冷静，切忌慌张忙乱或束手无策，要设法分散病人注意力、疏散其他病人，争取其他医务人员的帮助，及时控制场面，保护护患双方的安全。暴力行为解除后要进行病人的心理护理，了解原因和病人前后的心理状态，与病人一起分析，共同商讨以后的解决办法。在执行医嘱时，要确保安全，防止病人藏匿药物、拒服药物或乱拿药物，注意观察疗效、不良反应和病人的心理反应。

2. 生活护理

（1）饮食护理：护士应为病人选择高热量、富含维生素、易消化的食物，督促病人进食饮水，防止病人抢食、暴食和噎食，必要时单独进餐。可为病人准备便于携带，能边活动边吃的食物。

（2）保证病人的休息和睡眠：护士应一方面引导病人休息，另一方面指导病人在睡眠前避免喝咖啡和浓茶，不宜长时间谈话，可热水浴或遵医嘱给予安眠药物。

（3）加强个人卫生护理：督促、引导病人保持个人卫生，注意仪表整洁，及时给予表扬以强化正确的行为。对于病人异常的打扮和修饰给予委婉地指正，教会其更好地体现个人修养和身份。

（4）引导病人参加适宜的集体活动：配合恰当的肯定和鼓励，既增强病人的自尊心，又使病人过盛的精力得以自然疏泄。督促病人按时服药，并密切观察服药的重要性。

3. 用药护理　对于一些病情反复发作的病人来讲，必须维持相当时间的持续用药。护士应告诉病人遵医嘱服药的重要性，督促病人按时服药，并密切观察病人用药疗效与不良反应。

4. 心理护理　护士要与病人建立治疗性信任关系，对其活跃的思维和行为要善于因势利导，多表扬，少批评，适当发挥其积极性让其参与一些病房活动的组织工作。与躁狂病人沟通时要善于引导谈话，防止话题分散或转移。对夸大妄想和被害妄想的病人，要根据其症状的特点、性质来纠正其错误的认知，当病人陈述病态思维时，可以将自己的态度和认识告诉病人，护患双方共同商讨。但当其情绪较为激动时不要与其争论是非对错，预测病人可能产生的行为，注意防范。要注意提高病人的依从性，可以和病人一起对比治疗前后的疗效，及时表扬与多种形式的鼓励来强化病人的遵医行为。

5. 健康教育　有一部分病人对其所患疾病没有系统了解，缺乏相应的疾病知识，甚至一部分病人出院后不再服药。护理人员应耐心细致地做好病人和家属的健康宣教工作。宣传坚持服药、定期复查的重要性。宣讲保持健康稳定的情绪、合理的营养、充足的睡眠、良好的心境对疾病的作用，使病人真正获得对自己健康的主动权，并激发家属负起督促病人的责任，指导家属为病人创造良好的家庭环境，锻炼病人的生活和工作能力。

（五）护理评价

经上述护理措施的实施，病人情绪症状是否控制，有无伤人行为发生；病人的营养摄入与机体消耗是否达到平衡，体重是否在正常范围；病人能否恰当表达个人的需要，是否有适当的应对方式；病人自主睡眠是否恢复正常；病人能否恰当地与他人交往。

二、抑郁发作病人的护理

（一）护理评估

1. 健康史

（1）个人成长史：病人在生长过程中是否有影响人格形成的因素，如家庭教养不当、重大精神刺激或家庭危机。

（2）既往史：病人既往是否患过抑郁或其他精神疾病。

（3）家族遗传史：病人家族近亲中是否有抑郁症病人。

（4）个人生活史：①病人是否处在某些易感生理阶段，如老年抑郁、女性更年期抑郁以及产后抑郁等；②病人是否长期生活在不愉快的环境中，或最近是否有重大丧失。

2. 生理心理状况

（1）躯体状况：病人的生理功能表现为抑制或下降状态，如早醒、食欲缺乏、体重下降、性欲减退、便秘、疼痛、阳痿、闭经、乏力等症状，

（2）情绪障碍：病人的情绪是否表现为显著而持久的情感低落，抑郁悲观，甚至痛不欲生，有生不如死的感觉，伴有自责自罪等。病人的情绪是否出现焦虑、坐立不安等。特别是对病人的自杀观念和自杀行为要进行重点评估。

（3）思维障碍：病人是否有反应迟钝、思路闭塞、主动言语减少、思考问题困难等症状。

（4）意志行为障碍：病人在意志行为方面，是否有行为缓慢、生活被动、懒散、不想做事、不愿与人交往等表现。

3. 社会状况

（1）社交状况：病人不愿与他人交往，疏远亲友，闭门独处，社会功能障碍。

（2）工作效率低：病人对学习、工作无兴趣，无能力感，工作效率低下。

（3）对病人生活环境、家庭成员关系、社会参与和可利用的支持系统等情况进行全面分析。

（二）护理诊断

1. 有自杀的危险　与自责自罪、消极的自我信念自杀企图和行为有关。

2. 营养失调：低于机体需要量　与食欲缺乏、摄入减少有关。

3. 睡眠形态紊乱　与严重抑郁和自身调节有关。

4. 社交障碍　与思维过程改变有关。

5. 自尊紊乱　与悲观、消极的自我信念有关。

（三）护理目标

1. 病人能够用适当的方式排解抑郁，有自杀观念时，能主动告诉医生和护士，不发生自杀行为。

2. 病人能自主进食，恢复正常饮食，营养供给均衡。

3. 病人养成良好的睡眠习惯，在无药物的辅助下，睡眠恢复正常。

4. 病人对自己有正确的评价，能主动并恰当地与他人交往。

5. 病人能认识自己病态的行为，自我价值感增强，能对自我做出正确的评价，主动寻求精神支持。

（四）护理措施

1. 安全护理　护士要密切观察病情，贯彻执行病房的安全管理制度，确保治疗的开展。给病人提供安静、安全的环境，病房光线应充足明亮，减少噪声的干扰，物品应简洁，清除所有的危险品，以免病人将其作为自杀工具。对有自杀倾向的病人安排在便于观察的病室内，不要刻意回避有关自杀的话题，应启发病人说出内心的真实想法，与病人共同寻找解决办法，可以动员病人的"亲友团"来配合劝说，要让病人看到事情的多面性和各种解决办法，增强生活信心和勇气。对有自杀计划的病人要专人 24 小时监护，重点交接，密切观察病人的言行举动。对故意掩盖自杀意图的病人要善于识别，及时做好病情记录。对实施自杀的病人，要立即抢救，并通知家属。

2. 生活护理

（1）保证营养供给：抑郁发作病人常有食欲缺乏、不思饮食，甚至受精神症状的影响，有自责、自罪、拒食现象，护士应了解拒食原因并设法劝其进食。根据病人不同情况，制订相应的护理对策，护士要注意饮食搭配，既要营养均衡，又能引起病人食欲，陪伴进餐或者喂食；对坚决拒食者，必要时给予肠内或肠外营养。

（2）保证病人的休息和睡眠：睡眠障碍是抑郁发作病人最常见症状之一，以早醒最多见。教会病人应对失眠和早醒的方法，减少日间卧床时间，鼓励其下床活动，临睡前禁饮咖啡、浓茶，必要时可遵医嘱给予安眠药物等。

（3）协助病人完成日常生活护理工作：病人可能因情绪低落影响个人的生活自理，如个人卫生、衣物的更换等，护士应耐心督促或协助病人搞好个人卫生，设法改善病人消极状态，鼓励和支持病人建立生活的自信心，尽量引导病人自己完成，以免形成依赖。对木僵的病人，护士要保证床褥干燥平整，保持肢体功能位，做好排泄、皮肤、口腔等方面的护理，并做好记录。

（4）鼓励病人参加工娱活动：根据病人的兴趣爱好，最初多安排一些对病人有吸引力，且能使病人愉快，能恢复病人精神的活动。鼓励病人主动参加集体活动，引导病人关注周围及外界的事物，转移病人注意力，降低其焦虑水平，使其逐渐获得自尊、自信和成就感，恢复社会功能。

3. 用药护理　护士应告诉病人遵医嘱服药的重要性，督促病人按时服药，认真检查病人药物是否服下，严防积攒药物用以自杀。密切观察病人用药的疗效和不良反应。对于病情好转处于康复期的病人，护理人员应督促其维持用药，不可随意停药，以免增加复发机会。

4. 心理护理　护士要与病人建立治疗性信任关系，进行有效的沟通，鼓励病人抒发内心体验，鼓励其倾诉内心痛苦。也可以与病人共同商讨一些护理措施，让病人感受到尊重和温暖。在护患沟通中，要注意纠正病人"习惯性"的负向自我认识，并在集体活动、日常活动中多让病人有发表意见、参与表现的机会，树立其自信，改善病人的消极情绪。设身处地地换位思考，理解和同情病人，接纳其病态表现。对自罪妄想的病人，要启发回忆过去积极、成功、高兴的事，纠正其负性认知和不良情绪，指导病人用积极的心态面对未来；对疑病妄想的病人，要通过必要的躯体检查来证实其躯体健康，讲清疾病性质，对病人诉说的身体不适进行短期的、必要的关心，不要事事都予以过分关注。当病人诉说的躯体不适减轻时，要及时给予鼓励和肯定，强化积极的感受。对实施自杀的病人，经过抢救病情平稳后要做好抢救后的心理护理，不能歧视和埋怨，要一如既往地关心病人，了解其自杀前后的心理状态，继续做好自杀风险评估，完善护理措施。

5. 健康教育　抑郁发作病人在疾病转归后，非常渴望获得疾病的相关知识。护士应讲解抑郁发作的相关疾病知识、维持量药物治疗的重要性和常见的不良反应等相关知识。还要指导病人锻炼培养健康的身心和乐观生活的积极态度，指导家属帮助病人拟定一个简单的作息时间表，让病人自行完成作息时间表所规定的内容，同时给予积极的鼓励和支持。

（五）护理评价

经上述护理措施的实施，住院期间病人有无自杀行为的发生；病人营养供给是否合理，体重是否恢复正常；病人睡眠时间和质量是否有所改善；病人是否能主动与他人交往；病人能否对自我做出正确评价。

（李多琼　马文华）

思考题

病人，女，20岁，汉族，高中文化，农民，未婚。因极度兴奋、乱花钱、爱打扮20天，于2017年5月7日入院。病人于20天前无明显诱因急起精神失常，表现为异常愉悦，整天兴高采烈，说话眉飞色舞，见到英俊男子更是色眼眯眯；口若悬河，即使声音已经嘶哑，仍然滔滔不绝；睡眠很少，活动很多，东奔西跑，不得安宁；一反常态，随意大手大脚花钱，打扮得花枝招展。

既往史、个人史、家族史无特殊。

体格检查包括神经系统检查未见阳性体征。

精神状况检查：意识清晰，定向准确；衣着光鲜，打扮花哨，头戴一枝花，手捧一束花；面有喜色，笑容可掬，热情洋溢；自我感觉良好，自我评价很高，但未引出幻觉、妄想；常常高谈阔论，难以打断，不时引吭高歌，翩翩起舞；幽默风趣，引人发笑；在病房里跑来跑去，蹦蹦跳跳，大呼小叫，片刻不得安宁。

请思考：

1. 此病人的主要症状是什么？
2. 护士对该病人应该采取哪些护理措施？

第九章 神经症和癔症病人的护理

学习目标

1. 掌握神经症和癔症病人的临床表现和护理要点。
2. 熟悉神经症和癔症病人的诊断标准和治疗要点。
3. 了解神经症的共同临床特点。
4. 能够正确评估神经症和癔症病人，并为病人提供恰当的护理措施。
5. 具有理解、爱护病人的高级情感及与病人建立良好关系的意识。

神经症（neuroses），旧称神经官能症，是一组主要表现为焦虑、恐惧、强迫、各种躯体不适或疑病症状的精神障碍。病程多迁延或呈发作性。症状主要表现为脑功能失调症、情绪症状、强迫症状、疑病症状、躯体不适等，这些症状在不同类型神经症病人身上可混合存在，但作为一组人为合并起来的精神障碍，其病因与发病机制各有特点，临床表现、治疗反应、病程及预后也不尽相同。

癔症在《CCMD-2》之前的诊断里一直被归为神经症，但由于该病的一些临床表现与神经症的特征不相符，如有些病人无自知力、精神上不痛苦、不会主动就医，也有些病人具有明显的精神病性症状，故在《CCMD-3》中，该病已不归类于神经症。故本章也将“神经症”与“癔症”分节阐述。

案例导学与思考

案例导学

病人，39岁，货车司机。因一坐上驾驶室就心悸、气促、呼吸困难、手脚发抖、全身冷汗1年余就诊。病人现在骑自行车都会害怕出现上述症状，害怕自己控制不了会出事故。症状越来越严重，忧心忡忡，注意力难以集中，已严重影响工作。自己也明明知道这种害怕没有必要，但就是不能摆脱，内心十分痛苦。

病人自述有一次在开车送货过程中，因山路崎岖难走，在会车时因躲避车辆差点坠入山崖，虽然有惊无险，但却心有余悸。每次一想到驾驶车辆就会紧张不安、焦虑、心搏加快，总害怕自己会控制不了车辆而发生严重事故。目前病人根本无法驾驶，只好停止工作。内心十分痛苦，一天到晚总想这件事，晚上失眠。

思考：

1. 找出病人患病的原因。
2. 识别病人存在的精神症状。
3. 对病人开展有效的护理工作。

第一节　神经症病人的护理

【概述】

世界卫生组织根据各国的调查资料进行统计，结果显示人群中罹患神经症者约为重性精神病的5倍。调查结果还表明，神经症初发年龄以20~29岁为最高；患病率以40~44岁年龄段最高，而青少年罕见各类神经症的发生；文化程度低者患病率较高；经济情况差、家庭不和睦者患病率较高。

不同类型的神经症，虽然临床表现不同，其致病原因、发病机制、病程预后以及治疗方法也不尽相同，但它们具有一些共同临床特征：①病人病前有一定的素质和人格基础；②症状没有相应的器质性病变为基础；③起病多与精神刺激、心理社会因素有关；④一般没有明显或持续的精神病性症状；⑤社会功能相对完好；⑥一般自知力完整，感觉痛苦，有求治要求。

【病因与发病机制】

（一）病因

1. 心理社会应激因素　神经症被认为是一类主要与心理社会应激因素有关的精神障碍。许多研究表明，神经症的发病常与长期而持续的工作压力、人际关系紧张及其他生活事件有关，甚至不同的社会文化背景对神经症的发生、神经症不同亚型的发生都有影响。

知识链接

致神经症的精神应激事件特点

一般而言，引起神经症的精神应激事件有以下特点：①应激事件往往对神经症病人具有某种独特意义；②应激事件不但来源于外界，更多的源于病人的内在需求；③应激事件的强度往往不是十分强烈，而是多个事件反复发生，且持续时间长；④病人对应激事件引起的心理困境或冲突有一定的认识，但不能正确应对，不能将自己从困境和矛盾中解脱出来，以致应激持续存在，最终超过个体的应付能力或社会支持能提供的保护水平而导致发病。

2. 个体素质因素　许多研究表明神经症与人格障碍具有较高的同病率，因此，神经症的核心问题是人格问题。大多数研究者倾向认为，与心理社会应激事件相比，神经症病人个性特征或个体易感素质对于神经症的病因学意义更为重要。首先，病人的个性特征决定着其疾病的易感性，如巴甫洛夫认为神经类型为弱型或强而不均衡型者易患神经症，这类病人多为情绪不稳定和性格内向的人，其个性多具有多愁善感、焦虑素质、刻板、过于严肃、悲观保守及孤僻等特征；其次，不同个性特征决定着患某种特定的神经症亚型的倾向，如巴甫洛夫认为第二信号系统较第一信号系统占优势者易患强迫症，其个性特征为优柔寡断、办事古板、凡事求全、一丝不苟等。

3. 遗传因素　双生子研究和家系调查发现神经症有家庭聚集倾向。遗传学研究认为，遗传因素主要决定个体易感性，即在相同环境因素的影响，有遗传因素的个体更容易发病。同卵双生子的患病率（59.24%）高于异卵双生子（28.22%）。

（二）发病机制

关于神经症的发病机制，至今尚无公认一致的解释。生物学研究表明，中枢神经系统一些结构或功能的变化可能与神经症的发生有关。心理学研究历史较长，不同心理学派对其有不同解释。精神分析学派把神经症看成是一种防御机制，通过这种机制，使被压抑在潜意识之中的本能欲望改头换面得到满足，从而使内心冲突趋于缓和，避免内心冲突持续下去可能导致的精神崩溃；行为主义认为，大多神经症如恐怖症、焦虑症等都是后天或早年生活经历了某些习惯的社会性行为的强化所致，以恐怖症为例，当某些事物或情景与病人的不愉快情感体验相联系，引起较高程度的焦虑，为了缓解此焦虑所导致的不适，病人会不自觉地采取回避行为，回避行为减轻了焦虑，但同时也成为了一个强化因素，最终使此种行为模式固着在病人身上；认知心理学认为，由于神经症病人有特殊的个体易感素质，因此常常做出不现实的估计与认知，以致出现不合理、不恰当的反应，这种反应超过一定限度与频度，便出现疾病。

【分类】

CCMD-3 将神经症分为以下几类：①焦虑症；②恐怖症；③强迫症；④躯体型式障碍；⑤神经衰弱；⑥其他或待分类的神经症。

【临床特点】

（一）焦虑症

焦虑症（anxiety neurosis）是一种以焦虑情绪为主的神经症，病人焦虑的产生没有客观事实依据，或其紧张程度与现实情况很不相称。病人常伴有自主神经紊乱、肌肉紧张与运动性不安。临床表现以广泛和持续性焦虑或反复发作惊恐不安为主要特征，故而临床上将焦虑症分为广泛性焦虑与惊恐障碍两种形式。

1. 广泛性焦虑（general anxiety disorder）　又称慢性焦虑障碍，是焦虑症最常见的表现形式，以经常或持续存在的焦虑为主要临床表现，常缓慢起病，半年以上病程。其临床主要表现如下：

（1）精神焦虑：精神上过度担心是焦虑的核心症状。“天下本无事，庸人自扰之”可以形象地描述该种表现。病人常有恐慌的预感，终日心烦意乱、忧心忡忡、坐卧不安，似有大祸临头之感。有的病人不能明确意识到他担心的对象或内容，而只是一种强烈的提心吊胆、惶恐不安的内心体验；有的病人担心的也许是现实生活中可能会发生的事情，但其担心、焦虑、烦恼的程度与现实很不相称。

（2）躯体焦虑：表现为运动性不安和多种躯体症状。运动性不安主要有“坐立不安”的表现，病人不能静坐，不停地来回走动，搓手顿足。躯体症状可以出现肢体发抖、全身肉跳、肌肉紧张性疼痛及舌、唇、指肌震颤等。同时可伴有自主神经功能紊乱的表现，病人出现心动过速、胸闷气短、口干、皮肤潮红或苍白、出汗、尿意频繁、便秘或腹泻等表现。

（3）警觉性增高：表现为对外界刺激敏感，容易出现惊跳反应，注意力难以集中，容易受干扰，难以入睡，情绪易激惹，感觉过敏等。

（4）其他症状：广泛性焦虑障碍常合并其他症状，如抑郁、强迫、恐惧、惊恐发作及人格障碍等。

2. 惊恐障碍（panic disorder）　又称急性焦虑障碍，其特点是惊恐发作的不可预测性和突然性。惊恐发作常起病急骤，终止迅速，一般历时 5~20 分钟，很少超过 1 小时，但不久可突然再发。可以用以下三个方面症状概括：①惊恐发作。病人在没有客观危险的环境下发作，突然出现强烈恐惧，伴有濒死感和失控感，觉得大难临头、将要死去，或惊叫、呼救，伴胸闷、心动过速、心律不齐、呼吸困难或过度换气、头晕、头痛、出汗、全身发抖或全身无力等自主神经系统症状。发作期间始终意识清晰，事后能回忆发作经过。②回避及求救行为。60% 的病人由于担心发病时得不到帮助而产生回避行为，不敢单独出门，不敢到人多热闹的场所，渐发展为广场恐怖症。③预期焦虑。大多数病人会一直担心是否会再次发作、什么时间会再发作、会在什么地点发作等，从而在两次发作的间歇期表现为紧张不安、担心害怕等明显的焦虑情绪。惊恐发作病人也可并有抑郁症状，有的有自杀倾向，应注意防范。

（二）恐怖症

恐怖症（phobia）是一种以过分和不合理地惧怕外界某种客观事物或情境为主要表现的神经症。病人明知这种恐惧反应是过分的和不合理的，却又不能控制。恐惧发作时常伴有明显的焦虑和自主神经紊乱症状，病人极力回避导致恐惧的客观事物或情境，或者带着畏惧去忍受，因而影响其正常生活。恐怖症病人所恐惧的对象多达数百种，通常将其归纳为三大类。

1. 广场恐怖症（agoraphobia） 又称场所恐怖症，最常见，约占恐怖症的 60%。多在 20~35 岁起病，女性多于男性。主要表现为对某些特定环境的恐惧，如广场、拥挤的公共场所或封闭的环境等。关键特征之一是病人自认为所处环境难以逃离、无法获助从而恐惧不安，回避这些环境，害怕进入商店、电影院、车站或坐火车等，害怕离家，甚至害怕独自在家。恐惧发作时常伴有焦虑、强迫、抑郁、人格解体等症状。

2. 社交恐怖症（social phobia） 又称社交焦虑障碍，表现为对一种或多种人际处境持久的强烈恐惧和回避行为。多于 17~30 岁起病，女性明显多于男性。常无明显诱因突然起病，恐惧对象主要为社交场合和人际接触。表现为害怕被人注视，一旦发现别人注意自己就不自然、不敢抬头、不敢与人对视；与人说话会极度害羞，无法用正常语言交流，更不敢在公共场合演讲，集会不敢坐在前面，甚至觉得无地自容，因而回避社交。社交恐怖症即可发生于与陌生人交往，也可是熟人，甚至是自己的亲人、配偶。若病人被迫进入社交场所时，便产生严重的焦虑反应。

3. 单纯恐怖症（simple phobia） 又称特定恐怖症，是指对存在的或预期的某种特殊物体或情境而出现的不合理恐惧，并有回避行为而影响了生活或引起明显的痛苦。恐惧对象主要为某些特定的物体或情境，如动物（狗、猫、蛇等）、黑暗、雷鸣、登高、飞行、封闭空间、食物、流血或创伤，害怕接触特定的疾病（如性病）等，促发的情境单一而具体，例如恐高症等。特定恐惧一般在童年或青年期就出现，症状一般较恒定，多只限于某一特定的对象，既不改变，也不泛化。如果不进行治疗，可以持续数十年。

（三）强迫症

强迫症（obsessive-compulsive neurosis）是以强迫症状为主要临床相的一类神经症。其特点是有意识的自我强迫和反强迫并存，两者强烈冲突使病人感到焦虑和痛苦。病人意识清晰，明知强迫内容不必要、无意义，但不能控制，因无法摆脱强迫症状而痛苦、焦虑。病程迁延者可表现为仪式动作为主，从而减轻精神痛苦，但社会功能严重受损。其主要临床表现如下。

1. 强迫观念 强迫观念是本症的核心症状，最为常见。表现为反复而持久的观念、思想、印象或冲动念头等出现在病人的意识中，对病人的正常思维过程造成干扰，但病人无力摆脱，常见有以下几种表现形式：

（1）强迫性穷思竭虑：病人对一些常见的事情、概念或现象反复思考，刨根问底，明知毫无现实意义但又不能自控。如反复思考:“为什么 1+1=2？”“为什么要有白天与黑夜？”。

（2）强迫联想:病人头脑中出现一个观念或看到一句话便不由自主地联想起另一个观念或词句,且大多是对立性质,如看到“成功”,马上就联想到“失败”等,又称之为强迫对立性思维。

（3）强迫怀疑:病人对自己做过事情的可靠性反复产生怀疑,明知毫无必要,但难以摆脱。如怀疑门窗是否关好、灯是否关掉等。

（4）强迫回忆:病人不由自主地反复在头脑中出现经历过的事情,无法摆脱,感到苦恼。

（5）强迫意向:病人体验到一种强烈的内在冲动要去做某种违背自己意愿的事情,明知道这种冲动是非理性的、荒谬的,努力克制,但却无法克制内心冲动,一般不会转变为行动。如看到电插头就想去摸;一走到河边就想跳下去等。

2. 强迫动作和行为 当病人无法控制自身强迫观念,将其转化为动作和行为时,则产生强迫动作和行为。

（1）强迫询问:病人常常不相信自己,为了消除疑虑或穷思竭虑带来的焦虑,常反复询问家人、医生等,以获得他人的解释与保证。

（2）强迫检查:多为减轻强迫怀疑引起的焦虑而采取的行为。常表现为反复检查门窗、煤气是否关好、电源插头是否拔掉、账目是否算错等。

（3）强迫性仪式动作:多是病人为了对抗某种强迫观念所引起的焦虑,而逐渐发展起来的一套复杂的仪式化程序。行必如此,稍有偏差或被打断,即需从头来过,否则就会紧张、焦虑不安。强迫计数也属仪式动作,如进入某个建筑物前必先数清其窗户的数量。

微课:了解强迫症

（4）强迫洗涤:多源于害怕受到污染这一强迫观念而表现为反复洗手、洗衣物、消毒家具等。自知没有必要,但是控制不住,往往花费大量的时间和精力。有的病人因洗涤时间过长,应用洗涤品过多而造成皮炎。

（四）躯体型式障碍

躯体型式障碍（somatoform disorders）是一种以持久的担心或相信各种躯体症状的优势观念为特征的神经症。病人因这些躯体症状反复就医,尽管各种医学检查的结果都是正常的,医生又反复地说明和解释,均不能打消病人感受到的痛苦和焦虑;尽管病人症状的发生与不愉快的生活事件或心理冲突密切相关,但病人常常否认心理因素的存在或影响。病程多为慢性波动性病程。一般认为,有明显精神诱发因素、急性起病者预后良好。若起病缓慢、病程持续2年以上者,则预后较差。躯体型式障碍主要包括躯体化障碍、未分化躯体型式障碍、疑病症、躯体型式自主神经紊乱和持续性躯体型式疼痛障碍等多种形式。

1. 躯体化障碍（somatization disorders） 女性多见,常在成年早期发病,病程至少2年以上。主要表现为多种多样、反复出现、经常变化的躯体症状,症状可涉及身体的任何部分或器官,但各种医学检查不能发现有任何器质性病变来解释病人的躯体症状,常导致病人反复就医和明显的社会功能障碍。常见的症状有胃肠道症状如腹痛、反酸、呃逆、恶心、呕吐等;异常的皮肤感觉如瘙痒、麻木感、刺痛、烧灼感、酸痛等;假性神经系统症状如共济失调、肢体瘫痪或无力、吞咽困难、抽搐等;性及月经方面的主诉也很常见。病人常伴有明显的抑郁和焦虑。

2. 未分化躯体型式障碍（undifferentiated somatoform disorders） 病人常诉一种或多种躯体症状,症状具有多变性,临床表现类似躯体化障碍,但不够典型,病程不足2年。

3. 疑病症（hypochondriasis） 主要表现为病人坚持认为可能患有一种或多种严重的躯体疾病，因此反复就医，各种医学检查和医生的解释均不能打消其疑虑，其关注程度与实际健康状况不相称。因得不到相关证据支持和医生的认可，病人烦恼不已，日常生活和工作均受到不同程度影响。

4. 躯体型式自主神经紊乱（somatoform autonomic dysfunction） 其特征是病人有明确的自主神经兴奋的症状，如心悸、出汗、口干和面部潮红等，非特异性的症状（如部位不定的疼痛、灼烧感等）附加了主观的主诉，以及坚持将症状归咎于某一特定的器官或系统，但经检查，都不能证明这些症状的发生与相关器官或系统疾病有关。

5. 持续性躯体型式疼痛障碍（somatoform pain disorders） 又称心因性疼痛，女性多见，发病高峰年龄为30~50岁。主要表现为各部位没有相关证据的持续性疼痛。疼痛的发生常与情绪冲突或心理社会问题有关，疼痛部位涉及广泛、性质多样，病程常迁延6个月以上。社会功能明显受损，常以疼痛为主诉反复就医，伴有焦虑、抑郁、失眠等。

（五）神经衰弱

神经衰弱（neurasthenia）是一种以脑和躯体功能衰弱为主的神经症，临床表现以精神易兴奋和脑力易疲劳为特征，常伴有紧张、烦恼、易激惹等情绪症状，肌肉紧张性疼痛、睡眠障碍等生理功能紊乱症状。这些症状不能归因于脑、躯体疾病及其他精神疾病。常缓慢起病，病程迁延波动。病人性格往往表现为自卑、敏感、胆怯、多疑、急躁、自制力差等，病前多有持久的情绪紧张和精神压力。其临床主要表现为：

1. 脑功能衰弱症状　包括精神易兴奋、易疲劳。精神易兴奋是指病人对指向性思维感到吃力，而非指向性思维却很活跃，如看报纸看电视时，不由自主地联想和回忆增多，且杂乱无章，病人感到分心却又无法控制；感觉阈值降低，对内外刺激的感受性增强；注意力集中困难，易受无关刺激的干扰；情绪易激惹。精神易疲劳是神经衰弱病人的基本症状，以精神疲劳为主，表现为耐力不足、精力下降，思维迟钝，工作不能持久，效率低下，自觉疲惫不堪，但不伴有欲望和动机减退。

2. 情绪症状　主要表现为紧张、烦恼、易激惹。一般具有以下特点：①情绪的强度及持续时间与生活事件或处境不相符；②难以自控；③病人感到痛苦或影响社会功能，主动就医。

3. 心理生理症状　病人生理功能紊乱常表现为睡眠障碍（入睡困难、多梦、易惊醒、睡眠感丧失等）与肌肉紧张性疼痛（紧张性头痛、肌肉酸痛）。此外，还可表现为多种躯体不适，如头晕眼花、耳鸣、心慌、胸闷、腹胀、消化不良、尿频、多汗、阳痿、早泄和月经紊乱等。病人生理功能紊乱多与心理状态有关。

病例：病人，女，20岁，大二学生。自述从上高一就开始晚上睡眠不好，经常做梦，次日醒来没有精神。因为睡眠质量差，影响了自己的精神状态，从而影响学习。晚上越想睡着越难以入睡，有时好不容易入睡，却又因一点声音而惊醒。在学习时，只要一看书、上课就走神，脑子不断地想一些小事情。学习时间稍长就哈欠连天、头昏脑涨。自己对此很苦恼，不知怎么办才好，情绪也越来越急躁，易激惹。

入院诊断：神经衰弱。

【诊断标准】

神经症的主要临床诊断依据为焦虑、抑郁、恐惧、强迫、疑病、神经衰弱等症状或多种躯体不适的主诉，并结合体格检查和必要的辅助检查结果，综合考虑病人的主观体验、病程及社会功能等情况进行诊断。诊断标准为：

1. 症状标准　临床核心症状至少有下列一项：①恐惧；②强迫症状；③惊恐发作；④焦虑；⑤躯体型式症状；⑥躯体化症状；⑦疑病症状；⑧神经衰弱症状。

2. 严重程度标准　社会功能受损或无法摆脱的精神痛苦，促使主动求医。

3. 病程标准　症状持续时间一般在3个月以上。惊恐障碍的诊断要求在1个月内至少有3次惊恐发作，或在首次发作后继发害怕再发作的焦虑持续1个月。

4. 排除标准　排除器质性精神障碍、精神活性物质与非成瘾物质所致精神障碍、各种精神病性障碍（如精神分裂症、偏执性精神病）及心境障碍等。

【治疗要点】

神经症的治疗主要包括心理治疗、药物治疗及二者联合治疗。由于神经症的发生主要与心理社会应激因素、个性特征等密切相关，因此心理治疗更为重要。药物治疗主要用于针对神经症的突出症状或顽固性神经症的治疗，多与心理治疗联合应用。

（一）心理治疗

心理治疗方法的选择取决于病人的人格特征、疾病类型以及治疗者对某种心理治疗方法的熟练程度与经验。常用的心理治疗方法有认知治疗、行为治疗、精神分析治疗、森田疗法、暗示疗法等。目的在于让病人逐渐了解所患疾病的性质，改变错误的观念，解除或减轻精神因素的影响，使病人对自己的健康状态有一个相对正确的认识。因此，治疗者应针对不同病人选择最合适的心理治疗方法。

知识链接

常见神经症的心理治疗

1. 焦虑症　主要采用精神分析法和认知治疗帮助病人改变不良认知或进行认知重建，同时可采用放松训练、呼吸训练、想象、转移注意力、情绪发泄等方法来缓解焦虑症状。

2. 恐怖症　行为疗法是治疗恐怖症的首选方法。对恐惧环境的暴露疗法或系统脱敏疗法对特定恐惧效果良好。鼓励病人面对所恐惧的事物或处境，鼓起勇气，逐步加以锻炼从而克服恐惧。

3. 强迫症　常用森田疗法，其原理是“顺其自然”来缓解紧张、强迫的心理压力，不苛求自己，顺其自然，该怎么办就怎么办，做了以后就不要再去想，也不要去评价和议论。这种不把自己的强迫观念和强迫行为当成异常行为，不采取排斥、压抑而是使用“随它去”的调节方式，可以大大缓解患者内心的冲突与对立，从而达到消除强迫症状的目的。

（二）药物治疗

药物治疗主要是对症治疗，常用药物为抗焦虑药、抗抑郁药、β-受体阻滞剂等。在临床中应对神经症不同亚型的具体症状选用合适的药物。常用的药物种类及代表药物如下：

1. 抗焦虑药　如苯二氮䓬类、丁螺环酮等，现在广泛地应用于临床治疗焦虑症，但可形成药物依赖。对伴有抑郁情绪的病人可以用抗抑郁药进行治疗。

2. 抗抑郁药　多作为神经症对症治疗的首选药物

（1）三环类抗抑郁药（TCA）：常作为一线药物，即对恐怖症有一定疗效，并能减轻焦虑和抑郁症状，须遵医嘱用药。较多选用丙咪嗪，可从小剂量开始，逐渐加量，氯丙咪嗪亦可使用。对抗胆碱能不良反应不能耐受者,可改用去甲咪嗪。易出现低血压的老年人,可选用去甲替林。

(2)选择性5-羟色胺再摄取抑制药:可作为一线药物,须遵医嘱用药。特别是对三环类不良反应不能耐受者,合并强迫症或社交恐怖症的病人可作为首选。常用的药物有帕罗西汀、氟西汀、舍曲林和氟伏沙明,早晨服用。

(3)单胺氧化酶抑制药:适用于对其他抗抑郁剂不能耐受者,合并非典型抑郁症或社交恐怖症者可作为首选。常用药物有苯乙肼和环丙胺,早晨服用。

3. β受体阻滞剂 可控制病人自主神经症状,如普萘洛尔。

药物治疗的优点是控制靶症状起效快,早期与心理治疗合用有助于缓解症状,提高病人对治疗的信心,促进心理治疗的效果与遵医行为。应注意,用药前要预先向病人说明所用药物的起效时间以及治疗过程中可能出现的不良反应,使其有充分的心理准备,增加治疗的依从性。否则,许多神经症病人可能因求效心切或因过于敏感、疑病的个性特点而中断、放弃治疗或频繁变更治疗方案。

微课:强迫症的治疗

【护理】

(一)护理评估

1. 健康史

(1)现病史:此次发病的时间、表现、诱因、诊断和治疗情况,对生活、工作、学习的影响情况等。

(2)既往史:既往疾病史、发病时的情况和治疗经过等。

(3)个人生活史:母孕期及分娩期有无异常,个人成长情况,智力及学习情况。

(4)家族遗传史:患者近系三代以内是否有人患同性质的精神疾病。

2. 心理社会评估

(1)心理功能方面:评估病人的心理状态,包括认知、情感及意志行为活动;评估病前人格特征和对应激的心理应对方式,有无明显的人格缺陷特征。

(2)社会功能方面:主要评估病人的人际交往能力、学习、工作和生活能力等。

(3)家庭与环境方面:评估病人幼年时所受的教育、生活的环境、父母的教养方式与病人成年后行为模式间的关系、家庭经济状况、婚姻状况、子女、工作学习环境、直系亲属心理、生理健康状况;评估病人个人及社会的支持系统是否良好。

3. 生理功能评估 评估生命体征、睡眠、营养、排泄、月经、躯体各器官功能及生活自理能力等。评估病人有无躯体不适,包括严重程度、性质,应分清是器质性还是心因性。

(二)护理诊断

1. 有受伤的危险 与焦虑、惊恐发作、强迫等症状有关。
2. 睡眠形态紊乱 与焦虑引起的生理症状有关。
3. 营养失调:低于机体需要量 与焦虑症状导致食欲差有关。
4. 进食自理缺陷 与紧张不安的焦虑症状及强迫症状有关。
5. 皮肤完整性受损 与强迫行为过度洗涤有关。
6. 疼痛 与躯体型式障碍发作症状有关。
7. 焦虑 与焦虑症状,担心再次发作有关。
8. 应对无效 与焦虑、恐惧而无力应对压力情境有关。
9. 社会交往障碍 与对社交活动的恐惧和回避有关。

（三）护理目标

1. 病人无自伤、自杀及伤人等意外发生。

2. 病人睡眠状态得到改善。

3. 病人营养状态得到改善。

4. 病人自理能力逐渐恢复，基本生理需要得到满足。

5. 病人皮肤无破损、无压疮发生。

6. 病人躯体的不适感减轻或消失，舒适感增加。

7. 病人能够正确认识疾病表现，病人能宣泄自己的情绪，病人的紧张、焦虑、抑郁等负性情绪减轻或消失。

8. 能应用所学的适应性行为应对生活中的应激事件。

9. 能够与他人建立良好的人际关系，社会功能基本恢复正常。

（四）护理措施

1. 安全护理　密切观察病人情绪变化，对伴有抑郁情绪，自杀、自伤及暴力倾向的病人，注意防范病人发生自杀、自伤或伤人行为；做好安全检查，避免环境中出现危险物品或其他不安全因素，以防止病人在症状发作情况下发生意外。

2. 生活护理

（1）促进睡眠：创造良好的睡眠环境，安排合理的作息时间，养成良好的睡眠习惯等。教会病人促进入睡的方法，如用温水泡脚等。躯体不适或疼痛，可在病人感到不适时，给予安慰关怀。

（2）饮食护理：护士要对病人进行解释，使病人能正确认识进食的重要性，鼓励病人进食，帮助选择易消化、营养丰富和色香味俱佳的食物。

（3）预防便秘：对便秘病人鼓励多喝水，多吃蔬菜水果，适当运动，养成每天排便的好习惯。

（4）其他生活护理：病人可能因躯体不适的症状、情绪抑郁等忽视个人卫生，也可因仪式动作、强迫行为等导致生活自理能力下降，护士应耐心协助病人做好头发、皮肤等卫生护理。

3. 心理护理　在对神经症病人的心理护理中，要帮助病人恢复或改善社会功能，护士应遵循的原则是：接受病人症状，理解病人；帮助病人认识症状，减轻症状，或者能够带着症状生活。具体措施包括：

（1）建立良好的护患关系：能使病人对医护人员产生信任，对治疗抱有信心。

（2）接受病人的症状：当病人述说躯体不适时，要耐心倾听，并认真进行体格检查，对病人的症状不能简单地否认或评判。因为对病人而言，其症状是真实的，并非自己可以控制的。选择适当的时机，结合正常的检查结果，使病人相信其不适并非器质性病变所致。

（3）鼓励病人表达自己的情绪和不愉快的感受：当病人表达自己的情绪和感受时，有助于释放内心的焦虑。病人愿意诉说时，要及时给予鼓励，逐步深入，帮助病人识别自己的焦虑情绪。此后，再逐步引导病人接受自己的负性情绪。帮助病人认识自己的负性情绪，也有利于护士发现病人的心理问题，制订相应的护理措施。

（4）帮助病人学会放松技术：教给病人应用想象、深呼吸或其他放松技巧来逐步放松肌肉，缓解紧张、焦虑情绪。

（5）帮助病人矫正扭曲的认知，或改变不正确的看法，从而使病人改善或消除适应不良的情绪和行为。

（6）重建正确的疾病概念和对待疾病的态度：让病人顺其自然，接受症状；转移注意力，尽量忽视疾病；参加力所能及的劳动等。

4. 提高应对能力和改善社会功能

（1）与病人共同探讨其压力源及诱因，与病人制订出适合病人的应对方式。并提供环境和机会让病人学习和训练新的应对技巧。

（2）反复强化病人对自己能力和优势的认可，忽略其缺点和功能障碍，鼓励病人敢于面对症状，提供可能的解决问题的方案，并鼓励和督促实施。提高病人的自信心，消除不安全感，积极配合治疗，有利于早日康复。

（3）用行为示范方法让病人学会对压力的处理。

（4）协助病人获得家庭和社会支持。帮助病人认清现有的人际资源，扩大社会交往的范围，使病人的情绪需求获得更多的满足，并可防止或减少病人使用身体症状来表达情绪的倾向。同时，做好家属工作，争取家庭和社会的理解与支持，协助病人和家庭维持正常的角色行为。还可鼓励病人发展新的社会支持系统。

5. 健康教育

（1）病人健康教育：指导病人认识到个性特点与疾病的关系，使病人对神经症的发作有正确认识。教会病人学会正确应对应激的方法，鼓励病人努力学会自我调适，调整不良情绪，增强心理承受能力和社会适应能力。

（2）家属健康教育：指导家属了解疾病相关知识，使家属理解病人的痛苦和困境，配合治疗护理；指导病人的配偶和亲友建立积极、关心、帮助的家庭氛围；做好病人出院后的心理照护；教会家属帮助病人恢复社会功能，防止复发。

（五）护理评价

评估病人是否有自杀、自伤或意外伤害情况发生；病人睡眠状态是否得到改善；病人营养状态是否得到改善；自理能力是否增强，基本生理需要是否得到满足；病人是否出现皮肤破损和压疮；病人躯体不适感是否减轻或消失；病人是否能正确认识疾病表现，是否找到宣泄情绪的正确方法，病人的紧张、焦虑、抑郁等负性情绪是否减轻或消失；病人是否能够与他人建立良好的人际关系，社会功能是否恢复正常；是否能应用所学的适应性行为应对生活中的应激事件。根据病人的反应，评估为病人提供的护理措施是否恰当，然后制订新的护理计划和措施。

知识链接

神经症的预防

神经症的预防首先应从小进行健康人格的培养，提高应对挫折的能力，尽可能避免对现实压力与挫折的回避；其次要培养稳定的心态，防止反应过激。日常注意培养自己对各种环境事件的正确认知，不回避困难，不因循守旧，改变脆弱的性格，锻炼坚强的意志，以形成积级向上的稳定的心理状态；再次，要加强品德修养，一个具有良好品德修养的人，必然心胸开朗、心地坦荡，对人对己都能做到和善、慈祥、宽容。其最终目的是让人能主动避免日常生活中纷繁、千变万化的人际冲突和纠纷，保持良好的心理状态。

第二节 癔症病人的护理

癔症（hysteria），又称分离（转换）障碍。是由于明显的心理因素，如生活事件、内心冲突或强烈的情绪体验、暗示或自我暗示等作用于易病个体引起的精神障碍。

【概述】

癔症，又称歇斯底里，是指一种以分离症状和转换症状为主的精神症状。分离症状即癔症性精神障碍，病人部分或完全丧失对自我身份识别和对过去的记忆；转换症状即癔症性躯体障碍，病人在遭遇无法解决的问题和冲突时产生不愉快心情，并转化成躯体症状出现。这些症状没有可证实的器质性病变基础，并与病人的现实处境不相称。症状具有做作、夸大或富有情感色彩等特点，有时可由暗示而诱发，也可由暗示而消失，有反复发作的倾向。

国外报告癔症的终生患病率女性为3‰~6‰，男性少见。多数学者认为文化落后、经济状况差的地区患病率较高。大多数病人在35岁以前发病，我国部分地区有儿童、青少年的集体发作的情况。一般认为该病预后较好，60%~80%的病人可在一年内自发缓解。

【病因与发病机制】

（一）病因

1. 心理社会应激因素　对急性的、能导致强烈的精神紧张、恐惧或尴尬的应激性事件的经历与反应，是本病的重要因素，这些精神刺激常是本病首次发作的直接因素。部分病人多次发病后可无明显诱发因素，通过触景生情、联想或自我暗示而发病。其次，幼年期的创伤性经历，如遭受精神、躯体或性虐待，可能是成年后发生本病的重要原因之一。

2. 个体素质因素　在相同性质的精神因素作用下，情绪反应不稳定、为人处事感情用事、心胸狭窄、较自我中心或任性、寻求别人注意、容易接受暗示、富于幻想等表演性人格特征的人较其他类型个体易于发生本病。

3. 遗传因素　遗传学研究结果不太一致，有人认为这是一种多因素遗传模式。

（二）发病机制

1. 生理机制　有学者认为，意识改变是癔症发病的基础。随着病人意识的分离，正常的认知功能受损，大脑皮层对传入刺激的抑制增强，病人自我意识减弱、暗示性增高。当个体受到急性应激时，就会表现出类似动物遇到危险时的各种本能反应。如假死或返回儿童期的退行性行为等。

2. 心理机制　转换是病人对挫折的一种适应方式。病人一旦发现这类症状可以减轻其困难处境，则症状可能强化、持续，或在以后遇到困境时再次出现。躯体化作用是通过躯体症状表达心理痛苦的病理心理过程。

暗示或自我暗示机制可明显影响本症的发生、发展和转归，如一位丧偶女性悲痛欲绝，医生劝她把心放宽，否则会“急出精神病来”，病人工作单位附近是精神康复中心，每日上下班看到康复中心就会想起医生的话，后来果然发生了癔症。

【临床表现】

病人在内因和外因共同作用下急性起病，临床表现复杂多样，归纳起来可分以下几类：

（一）癔症性躯体障碍

又称转换性障碍。包括运动障碍和感觉障碍。经过详细检查，不能发现相应的器质性损害，也不符合神经解剖的生理特点。

1. 运动障碍 可表现为动作增多、减少或异常。

（1）肢体瘫痪：可表现为肢体瘫痪、肢体震颤、起立或行走不能。肢体瘫痪以截瘫最为常见，也可出现单瘫或偏瘫，可伴有肌张力紧张、松弛或正常，无神经系统损害的阳性体征，慢性病程者可出现失用性肌萎缩。肢体震颤可以是肌肉粗大震颤、不规则抽动。有些病人不能站立，或不能行走。

（2）抽搐发作：一般在受到暗示或情绪激动时突然发生，病人表现为缓慢倒地，全身僵直或角弓反张，肢体呈不规则抖动、呼吸急促、呼之不应，需与癫痫大发作鉴别（见表 9-1）。肌阵挛则为一群肌肉快速抽动，类似舞蹈样动作。一般无外伤或大小便失禁。数十分钟后可自行缓解。

表 9-1 分离（转换）性抽搐发作与癫痫大发作的区别

鉴别点	分离（转换）性抽搐发作	癫痫大发作
诱因	有明显精神因素	无
先兆	无	有
发作时	叫喊、哭笑	常有尖叫声
意识	无意识丧失	意识丧失
抽搐规律	无规律，四肢乱动	强直期 - 痉挛期 - 昏迷期 - 恢复期
瞳孔	无变化	散大
面色	无改变	苍白或发绀
外伤	无摔伤	常有摔伤，咬破唇舌
大小便	无失禁	有失禁
病理反射	无	有
时间	可长至数小时	1~2min
终止	需经暗示疗法或治疗后终止	自行终止

（3）失音症或缄默症：病人想说话，但发不出声音，或只能用耳语或嘶哑的声音交谈，称为失音症。如不用言语回答问题，而是用手势或书写表达意思，称为缄默症。

2. 感觉障碍

（1）感觉缺失：局部或全身皮肤感觉缺乏，可为半身痛觉消失，或呈手套、袜套型感觉缺失，其范围与神经分布不一致。

（2）感觉过敏：病人表现为局部皮肤对触觉特别敏感，很轻的触摸都会感觉疼痛不堪，实际并无神经病变。

（3）感觉异常：病人自述咽部有异物感和梗阻感，而咽喉部检查无异常，又称为癔症球。

（4）视觉障碍：可表现为失明、管窥、视野缩小等。常突然发生，也可经过治疗突然恢复正常。视诱发电位检查正常。病人虽有视觉丧失的主诉，但却惊人地保留着完好的活动能力。

（5）听觉障碍：表现为突然听力丧失，电测听检查和听诱发电位检查正常。

（二）癔症性精神障碍

又称分离性障碍。起病常与精神因素密切相关，病人往往有较明显的人格缺陷。大多数病人的症状是无意识的，表现为急骤发生的意识范围狭窄，具有发泄特点的情感爆发，选择性遗忘及自我身份识别障碍等，疾病发作常有利于病人摆脱困境，发泄压抑的情绪，获取别人的注意或同情，或得到支持与补偿，但病人本人可能否认。

1. 情感爆发　病人在受到精神刺激之后突然发作，表现为时哭时笑、吵闹不安、捶胸顿足等尽情发泄的行为，有时可出现伤人、毁物等行为，俗称为歇斯底里发作。旁边有人围观或有人表示关注时发作更为剧烈，一般数十分钟后可自行缓解，事后部分遗忘。

2. 分离性遗忘　又称选择性遗忘。病人在无器质性脑损害的基础上，突然丧失对某些事件的记忆，遗忘内容往往与精神创伤有关，遗忘可以是部分性和选择性，也有部分病人表现为全部记忆丧失。

3. 分离性神游　即病人在觉醒状态下，突然从家中或工作场所出走，貌似有目的的旅行，此时病人意识范围缩小，但日常的基本生活（如饮食起居）能力和简单的社交接触（如乘车、购物、问路等）依然保持。历时几十分钟到几天，清醒后对病中经过不能回忆。

4. 分离性木僵　病人表现为在相当长时间维持固定的姿势，完全或几乎没有言语和自发地进行有目的的活动，行为符合木僵的标准，没有躯体疾病的证据，一般数十分钟可自行醒转。

5. 分离性身份识别障碍　表现为对自己身份的觉察障碍，对自己原来的身份不能识别。病人可表现为两种或两种以上的人格交替，不同人格间的转换非常突然，对以往身份遗忘而以另一身份进行日常活动，每种人格都较完整，甚至可与病人的病前人格完全对立。

6. 出神与附体　出神状态表现为暂时丧失个人身份识别能力和对周围环境的完全意识，此时病人的注意力和意识仅局限于或集中在密切接触环境的一两个侧面，常有局限且重复的一系列运动、姿势、发声。处于出神状态的人，如果其身份为神灵、鬼、他人或已死去的人所代替，声称是某神或已死去的某人在说话，则称之为附体状态。出神和附体状态是不随意的，非己所愿。

7. 癔症性痴呆　为假性痴呆的一种。病人精神创伤后突然出现严重智力障碍，但无器质性病变或其他精神病存在，表现为对简单问题给予近似回答，如病人回答1+1=3，一只手有4个指头等，称Ganser综合征；精神创伤后突然表现为儿童样的幼稚语言和动作，病人以幼儿自居，逢人就称“叔叔”“阿姨”，称为童样痴呆。

8. 癔症性精神病　除典型的癔症症状外，通常在有意识朦胧或漫游症的背景下出现行为紊乱、哭笑无常、表演性矫饰动作、思维联想障碍或片段幻觉、妄想、人格解体等症状。病程一般不超过3周，可突然痊愈而无遗留症状。

【诊断要点】

1. 症状标准　有心理社会因素作为发病诱因，至少有下列一项表现：①癔症性遗忘；②癔症性神游症；③癔症性精神病；④癔症性运动和感觉障碍；⑤癔症性多重人格；⑥其他癔症形式。且没有可以解释上述症状的躯体疾病。

2. 严重程度标准　病人社会功能受损。

3. 病程标准　起病与应激事件之间有明确关系，病程多反复迁延。

4. 排除标准　排除器质性病变和其他精神疾病、诈病。

【治疗原则】

心理治疗是癔症首选的治疗方法。适当配合药物治疗，可增强心理治疗效果。

（一）心理治疗

1. 暗示疗法　适用于急性发作又暗示性较高的病人。病人迫切要求治疗时，在觉醒状态下，通过语言暗示，或配合适当理疗、针刺或按摩，即可取得良好效果。病程较长、病因不明确的病例，往往需要借助药物或语言催眠疗法，消除病人的心理阻力，才能取得较好效果。

2. 催眠疗法　适用于治疗癔症性遗忘、多重人格、缄默症、木僵状态以及受到伤害或情绪压抑的病人。在催眠状态下，可使被遗忘的创伤性体验重现，受到压抑的情绪获得释放，从而达到消除症状的目的。

3. 认知治疗　适用于除癔症性情神病发病期之外的各型癔症。主要目的在于引导病人正确认识和对待致病的精神因素，认识疾病的性质，帮助病人分析存在的个性缺陷，以及克服个性缺陷的途径和方法。

4. 行为治疗　适用于有肢体或言语功能障碍的病例。多采用系统脱敏法、厌恶疗法、阳性强化法，逐步对病人进行训练。

（二）药物治疗

药物治疗的作用在于改善情感症状，使病人尽早安静合作，配合心理治疗。对急性情绪或行为障碍，需要短期的药物治疗，可适当口服苯二氮䓬类药物。对情绪过分激动或兴奋躁动者，可肌内注射氟哌啶醇、地西泮等药物，但剂量不宜过大。

知识链接

暗示疗法

暗示疗法一种具有悠久历史的心理治疗方法，是利用积极地暗示消除某些疾患症状或加强治疗效果的治疗方法。治疗者采用言语、动作或其他方式，使被治疗者在不知不觉中受到积极暗示的影响，从而不加主观意志地接受治疗师的某种观点、信念、态度或指令，解除心理上的负担和压力，实现消除疾病症状或强化某种疗法疗效的目的。暗示疗法很多，临床上常用的有言语暗示、药物暗示、手术暗示、权威暗示、情境暗示等。平时医生对病人的鼓励、安慰、解释、保证等也都有暗示的成分。暗示疗法广泛地应用于癔症、强迫症、神经衰弱等神经症的治疗，也用于治疗疼痛、高血压、哮喘等身体疾病。暗示疗法治疗的效果往往取决于病人的易感性和对暗示的顺从性，患者对医生的信任是暗示治疗的基础。

【护理】

（一）护理评估

护理人员利用沟通与观察的技巧，从生理、心理、社会等方面收集病人目前健康状况的主、客观资料。

1. 心理功能评估　评估病人人格特征；癔症发作有无明显诱因，发作时的症状特点、类型、症状的频度和严重程度；病人的情绪反应类型、对刺激的应对方式及适应能力、易受暗示的程度、情感反应的特点等。

2. 社会功能评估　评估病人人际交往能力，以及社会支持系统资源、性质及数量。

3. 生理功能评估　评估病人睡眠、营养、进食情况，躯体表现是否有病理学基础，生活自理情况。病人出现运动障碍时，评估四肢的肌肉是否有失用性萎缩。

（二）护理诊断

1. 有对他人 / 自己施行暴力行为的危险　与发作时意识活动范围狭窄有关。

2. 有受伤的危险 与漫游时意识障碍有关。

3. 沐浴/穿着/进食/如厕自理缺陷 与癔症性躯体、精神症状有关。

4. 营养失调:低于机体需要量 与情感爆发、痉挛发作等导致的不能进食有关。

5. 应对无效 与内心冲突或需要有关。

6. 有失用综合征的危险 与癔症性瘫痪有关。

7. 知识缺乏 与病人不能认知疾病及心理问题有关。

(三)护理目标

1. 病人症状减轻,无伤人或自伤行为。

2. 病人无受伤情况发生。

3. 病人生活自理能力增强。无便秘、压疮等并发症。

4. 病人营养状况得到改善。

5. 能发展其他调适压力的方法,重新获得心理动态平衡,使躯体症状不再出现。

6. 不出现肌肉萎缩。

7. 能正确认识疾病知识,以及心理及社会因素与疾病的关系;病人自我概念增强,能客观评价自身的性格缺陷,或有完善人格的愿望和行为的改变。

(四)护理措施

1. 安全护理 住院病人严格限制探视,为病人提供安全舒适的环境,做好安全检查,加强不安全因素和危险物品的管理。密切观察病情,病人发作时,尽可能维持好周围环境,保持安静,避免嘈杂,避免围观,以减轻发作的程度,对极度兴奋、躁动、情绪反应强烈的病人,要做好伤人、自伤或其他暴力行为的预防,必要时应请示医生应用适量的镇静剂。在病人意识范围狭窄时防止被其他病人伤害,防止摔伤、碰伤的发生,为病人佩戴可以表明身份的证件,以防走失后能及时取得联系。

2. 生活护理

(1)饮食护理:对有躯体转换症状的病人,应用暗示性言语鼓励其进食或分散注意力,避免其过分关注自己的进食障碍。选择清淡易消化、营养丰富、适合病人口味的食物。

(3)睡眠护理:创造良好的睡眠环境,安排合理的作息时间,养成良好的睡眠习惯等。指导病人养成按时作息的生活习惯,鼓励白天适当参加工娱活动和体育锻炼,有利于夜间正常睡眠。严重入睡困难者,必要时遵医嘱予以药物治疗。

3. 心理护理

(1)建立良好的护患关系,取得病人信任。

(2)提供支持性心理护理:鼓励病人回忆病情发作时的感受,接纳、理解病人的不愉快感受,以减轻病人内心的痛苦。

(3)护理人员可应用支持性语言,使用说明、解释、分析等技巧,帮助病人认识其症状行为。反复强调病人的能力和优点,尽量忽略其缺点和功能障碍。

(4)应选择适当时机,结合正常的检查结果,向病人讲解其障碍并非器质性病变所引起,针对其自我中心的个性特点,加强心理疏导和教育。

(5)做好家属工作,争取家庭和社会对病人的支持。

4. 特殊护理

(1)在癔症发作时,及时采取保护措施,同时将病人和家属隔离,避免众人围观;护理人员不要过分关注,不表示轻视、厌烦,不要惊慌失措;出现情感爆发或痉挛发作时,应把病人安置在单间，适当约束，防止碰伤。

（2）病人有癔症性瘫痪症状时，要注意避免出现失用综合征。这时病人的症状虽无任何神经系统的阳性体征，但若长时间得不到有效治疗，病人长期卧床，不能下地行走，会导致躯体生理功能处于退化的危险状态，甚至出现躯体并发症，如压疮、便秘、泌尿系感染等。因此，要给病人讲清楚这种疾病的性质，减轻病人的恐惧和焦虑情绪。护士要会运用药物、催眠、结合良性语言暗示的方法和技巧协助医生，帮助病人定期做被动或主动肢体锻炼，鼓励病人下床走动，防止肌肉萎缩。每日协助病人对皮肤受压部位做按摩护理，防止压疮。为病人提供高纤维素类的食物，让病人多饮水，防止便秘。若已发生便秘，要多观察，遵医嘱使用缓泻剂或灌肠，以防肠梗阻。每晚为病人冲洗会阴，防止尿路感染。

（3）对癔症性失明、失聪病人，应让其了解功能障碍是短暂的，通过检查无器质性损害。在暗示治疗见效时，要加强听力或视力训练。

（4）对病人当前的应对机制表示认同和支持，鼓励病人按可控制和可接受的方式表达焦虑、激动，允许自我发泄，但不要过分关注。

（5）在发作间歇期教会病人放松技术。

5. 健康教育

（1）病人健康教育：指导病人认识疾病，帮助病人分析自身人格特性与疾病的关系。教会病人一些科学、实用的处理问题的应对方法，学会处理人际关系，调整不良的情绪，增强心理承受能力。

（2）家属健康教育：要有针对性地帮助病人家属了解有关癔症的常识，避免无意的行为或语言起到不良暗示作用，从而加重病情。要多给予正性的鼓励，使病人能从中获得更有效的帮助。

（五）护理评价

护理人员执行护理措施后，评价病人是否有伤人或自伤行为；病人有无意外伤害；生活自理能力是否增强，是否有便秘、压疮等并发症的发生；病人营养状况是否得到改善；病人是否发展其他调适压力的方法，重新获得心理动态平衡；病人是否有肌肉萎缩；病人是否能正确认识疾病知识，是否认识心理及社会因素与疾病的关系。根据病人的反应制订新的护理计划和措施。

（宋晓聪）

思考题

病人，男，24岁，自由职业者。平时性情急躁，容易激惹，有一点小事就会心烦意乱，经常失眠、多梦。刘某平时工作非常认真负责，对家人、朋友和同事也很关心，但因为脾气急躁，常因为一点鸡毛蒜皮的小事就会大发雷霆，事后又非常后悔，内疚。半年前，因通宵玩网络游戏后，突然感到空气沉闷、呼吸困难，同时出现剧烈的心跳，自述心脏好像要蹦出来一样，感到天黑地陷，极度恐惧，于是抱头尖叫，浑身战栗，大汗淋漓，感觉自己即将死去，症状持续十多分钟后渐渐缓解。事后回忆起来病人也觉得不可思议，不知为何会突然如此惊慌和恐惧。此后又有过几次类似的发作，使病人痛苦万分，难以承受，总担心什么时候会再次发作，精神焦虑。入院检查未见明显的躯体异常。

请分析：

1. 此病人的主要症状是什么？
2. 应为该病人实施什么护理措施？

第十章
心理因素相关生理障碍病人的护理

学习目标

1. 掌握神经性厌食症和失眠症的概念、临床特点和护理要点。
2. 熟悉神经性厌食症和失眠症的治疗原则；其他进食障碍和睡眠障碍的护理要点。
3. 了解进食障碍和睡眠障碍的概念、临床特点、治疗。
4. 能认识进食障碍与睡眠障碍，并为病人提供针对性的护理措施。
5. 具有爱护心理因素相关生理障碍病人的情感，与心理因素相关生理障碍病人建立良好的护患关系。

饮食、睡眠和性为人之本能，是维系、繁衍生命之根本所在，这些基本需求的满足与否直接影响到个体的生存质量和心理健康水平。

心理因素相关生理障碍（physiological disorders related to psychological factors）是指一组以心理、社会因素为主要病因，以生理障碍（进食、睡眠和性行为异常）为主要临床表现的精神障碍。本章主要介绍进食障碍和睡眠障碍，包括常见类型、基本概念、临床特点、治疗原则及护理要点。

案例导学与思考

案例导学

病人，女，20岁，大二学生，1年前因舍友嘲笑自己体型胖（66kg），觉得被同学笑话了，于是开始节食，早餐一片面包，午餐一份粥，晚餐不进食，开始还觉得饿，后来自我感觉不饿，并且厌恶食物的味道，体重迅速下降了25kg，被学校强令休学。病人已出现闭经，身体无力，潮热，盗汗，极少进食。由家人送入医院治疗。既往健康，无阳性家族史。

思考：

1. 病人属于哪一类精神障碍？
2. 病人同意入院后，护士需做哪些护理工作？并应注意什么问题？

第一节　进食障碍病人的护理

【概念】

进食是人们赖以生存的基本需求之一。虽然人们因种族、社会文化、风俗习惯等具有不同的饮食要求，但最基本的健康进食行为是一样的，即满足人的基本生理需求、维持身体健康。

进食障碍（eating disorders）是由心理因素引起的以摄食行为异常为主要特征，伴发体重改变和生理功能紊乱的一组精神障碍。主要包括神经性厌食症、神经性贪食症和神经性呕吐，不包括童年期拒食、偏食和异食。

【病因与发病机制】

进食障碍的确切病因尚未完全阐明，目前较为一致的看法是心理因素、社会文化因素、家庭因素、生物学因素在本病的发病中均起到一定作用。

1. 心理因素　进食障碍的病人发病前多有负性生活事件发生，如因身材问题不被人喜爱等。病人性格多敏感、脆弱、依赖性强，往往追求完美，自我控制感较低，缺乏自信，处理心理冲突的能力较差。“怕胖”的恐惧心理使病人具有“以瘦为美”的超价观念，并在此基础上形成体像障碍。

2. 社会文化因素　该因素在发病中起着很重要的作用。不同时代有不同的审美标准。唐朝之前的帝王喜瘦，“楚王好细腰，后宫多饿死”；而唐朝“以胖为美”，李唐后妃和百姓多丰满。而现代人们又把女性的身材苗条作为举止文雅、自我约束、有吸引力的象征，因而使众多女性追求苗条身材。另外社会竞争加剧，女性为适应社会要求，对自身形体要求提高，一旦这种审美意识转化为某些人刻意追求的目标时极易出现进食障碍。

3. 家庭因素　家庭环境中的不良因素与进食障碍也有密切相关性，如家庭教育方式不当，家庭过度保护和干涉，对父母过于依赖，家庭破裂，家庭中有节食减肥、酗酒及抑郁者，或存在过多谈论减肥和体型美的家庭环境。另外，个人童年早期的不幸经历，尤其是性心理发育上的创伤性经历在发病中也有一定作用。

4. 生物学因素　与进食行为有关的神经内分泌中枢功能失调可能是进食障碍的生物学基础，如下丘脑－垂体－性腺轴等系统异常。此外，神经递质例如5－羟色胺和去甲肾上腺素以及免疫调节功能也存在异常。

【常见类型的临床特点】

（一）神经性厌食症

神经性厌食症（anorexia nervosa）是以病人自身有意地严格限制进食，使体重下降至明显低于正常标准或严重的营养不良，此时仍恐惧发胖或拒绝正常进食为特征的一种进食障碍。本症并非躯体疾病所致的体重减轻，病人节食也不是其他精神障碍的继发症状。

1. 病理性怕胖　对“肥胖”的强烈恐惧和对体型体重的过度关注是病人临床症状的核心。有些病人即使已经“骨瘦如柴”，仍认为自己胖，或认为身体的某部位胖，如胸部或臀部太大，这种现象被称为体像障碍。

2. 故意造成体重减轻　最常采用的措施是过分有意识地限制进食。病人最初只控制食用主食、肉、蛋等，逐渐发展为完全避免食用高糖分或高蛋白的食物，常以清水煮菜叶充饥。绝大多数病人初期并不真正厌食，而是有意识地限制进食，部分病人有发作性暴食表现。病人除限制饮食外，还常采用过度运动、引吐、导泄等手段，达到迅速减轻体重的目的。

3. 生理功能紊乱　当体重减轻到相当低的水平时，就可能出现营养不良、代谢和内分泌紊乱。轻者表现为消瘦、皮肤干燥脱发、代谢减慢、便秘、畏寒，严重时，各器官功能低下、水电解质紊乱。当病人体重低于正常体重的60%时，死亡率较高。在各种并发症中，性功能异常是最常见的症状。女性病人常表现为闭经、月经稀少或初潮不来，约20%的女性病人闭经出现在体重下降之前，所以常因闭经就医，而非治疗进食障碍。性欲减退、第二性征发育停滞等症状也较常见。体格检查可发现阴毛稀疏、脉搏迟缓、幼稚子宫和心律失常。男性可有痤疮、性功能减退。在青春期前出现厌食症则不能达到所期望的躯体增长标准，并有发育延迟或停止。

4. 情绪障碍　大约2/3的厌食症病人合并一种或多种精神障碍，其中最常见的是抑郁症状，表现为情绪低落、情绪不稳、易冲动，严重者有自杀的危险。其次是焦虑症状或惊恐发作，恐惧也较常见。部分病人存在强迫观念和行为，表现为一定要说服别人，做事刻板且有特定顺序和要求。

5. 无求治要求的病人往往不承认有病，不愿配合治疗。尤其不承认体重过低和进食过少属病态。病人就诊的主要原因常为闭经等继发症状。

知识链接

厌食症的历史

以瘦为美，鼓励节食并不仅仅是现代社会的产物。在英国维多利亚时代后期，某些养尊处优的贵族女性开始有计划地为追求一种审美而节食。在中世纪，为了获得灵魂的净化并控制情欲，斋戒是所有基督教常规中最重要的一项。19世纪后期，在欧洲，打理身体开始成为中产阶级热衷的事情，节食的目的也变成了追求理想的体重和体型。节食成了一项身体工程而不是心灵工程，人们开始借助度量数值来评价他们节食的成效，而不是关注他们控制冲动与过火行为的水平。

参考书籍：鲁道夫·贝尔．神圣的厌食症．芝加哥：芝加哥大学出版社，1985.

（二）神经性贪食症

神经性贪食症（bulimia nervosa）是以反复发作性的、不可控制的、冲动性暴食，以及有怕胖的观念为主要特征的一种进食障碍。

绝大部分神经性贪食可与神经性厌食交替出现，两者具有相似的病理心理机制及性别、年龄分布。多数病人是神经性厌食的延续者，发病年龄较神经性厌食晚。本症并非神经系统器质性病变所致的暴食，也不是癫痫、精神分裂症等精神障碍继发的暴食。

1. 不可控制的暴食　不可控制的发作性暴食是本病的核心症状。每当对某种特定食物的渴望排山倒海般袭来时，贪食症病人都无力抗拒，他们吃得又多又快，甚至来不及咀嚼就咽下。进食量也远高于一般人的平均水平，食量超常，且进食时伴失控感，每次吃到腹部胀痛或恶心时方能停止。病人较喜欢高热量的松软甜食和含油多的食物，如蛋糕、巧克力、油条等；在食物不充足时，病人便将任何可得到的食品吞下，甚至是自己的呕吐物。病人进食时常常避开他人，在公共场所尽量克制进食。发作间期食欲多数正常，但少数食欲缺乏。发作频率不等，多为一周内发作数次。

2. 避免体重增加　病人担心暴食使体重增加，很在意他人对自己身材的评价。因此，为抵消暴食引起的体重增加，病人常采用自我诱吐、导泻、过度运动的方法来清除摄入的热量。由于暴食和代偿行为的相互抵消，病人的体重虽有波动，但大多仍处于正常范围。

3. 生理功能受损　频繁的呕吐和泻药、利尿剂的滥用，可引起一系列躯体并发症。如水电解质失衡、胃酸和呕吐物所致的牙釉质腐蚀，少数病人可发生胃、食管黏膜损伤、急性胃扩张，甚至胃破裂。

4. 心理障碍　神经性贪食症病人情绪障碍比神经性厌食症的病人更突出。暴食前，病人通常会有抑郁情绪或因进食冲动所致的内心紧张、焦虑，暴食可以缓解这种紧张感，但很快就被自我放纵的内疚感、食物会引起发胖的恐惧感和上腹胀满的痛苦而包围，有的为此而产生自杀观念和行为。

（三）神经性呕吐

神经性呕吐（psychogenic vomiting）又称心因性呕吐，是指一组自发或故意诱发反复呕吐的精神心理障碍。神经性呕吐不影响下次进食的食欲，常与心情不愉快、心理紧张、内心冲突有关，该病一般没有其他症状，无器质性病变基础，可有害怕发胖和减轻体重的想法，但由于总的进食量不减少，所以体重无明显减轻。本病女性多见，通常发生于成年早期和中期，部分病人具有癔症性人格，表现为自我中心、好表演、易受暗示等。

【诊断标准】

《中国精神疾病分类与诊断标准》（第3版）（CCMD-3）进食障碍的诊断标准如下：

（一）神经性厌食症

1. 症状标准

（1）明显的体重减轻，比标准体重（身高 -105）减轻15%以上，或者Quetelet体重指数[体重（kg）/身高（m^2）]≤17.5，或在青春期前不能达到所期望的躯体增长标准，并有发育延迟或停止。

（2）自己故意造成体重减轻，至少有下列1项：①回避“导致发胖的食物”；②自我诱发呕吐；③自我引发排便；④过度运动；⑤服用厌食剂或利尿剂等。

（3）常有病理性怕胖。

（4）女性闭经（至少持续3个连续月经周期），男性性兴趣丧失或性功能低下。

（5）可有间歇发作地暴饮暴食。

2. 病程标准　症状至少已3个月。

3. 排除标准　排除躯体疾病所致的体重减轻（如脑瘤、肠道疾病如Crohn病或吸收不良综合征等）。

（二）神经性贪食症

1. 症状标准

（1）存在一种持续的、难以控制的进食和渴求食物的优势观念，并且病人屈从于短时间内摄入大量食物的贪食发作。

（2）至少用下列一种方法抵消食物的发胖作用：①自我诱发呕吐；②滥用泻药；③间歇进食；④使用厌食剂、利尿剂等。

（3）常有病理性怕胖。

（4）常有神经性厌食既往史，两者间隔数月至数年不等。

2. 病程标准　发作性暴食每周≥2次，持续3个月。

3. 排除标准　排除神经系统器质性病变所致的暴食。亦不是癫痫、精神分裂症继发的。

【治疗要点】

进食障碍应以综合治疗为主，药物治疗主要是针对病人的抑郁、焦虑等情感症状。应选用不良反应小的药物，且以小剂量治疗为宜，如抗焦虑药物（阿普唑仑、氯硝西泮等）或选择性5-羟色胺再摄取抑制剂（selective serotonin reuptake inhibitors，SSRIs）类。呕吐明显者，可考虑应用胃复康等止吐剂。对营养不良和脱水等躯体障碍，必须高度注意，及时纠正营养、水电解质、酸碱平衡失调，并注意预防或处理感染等合并症。其治疗目标是重建正常的进食行为，恢复健康的营养状态。

1. 心理治疗

（1）认知治疗：探讨和纠正有关体型的不正确观念，消除内心冲突。

（2）行为治疗：主要采取正性和负性强化法，物质精神奖励和惩罚相结合，使病人达到预期体重。

（3）家庭治疗：针对与起病有关的家庭因素，进行系统的家庭治疗或家庭干预，有助于病人缓解症状，减少复发。

2. 药物治疗 氟西汀是迄今唯一得到FDA批准用于神经性贪食症的药物，它可使近1/3病人的暴食行为得到完全抑制，其推荐剂量为每天20~80mg。目前药物治疗对神经性贪食症尚无确定作用。抗抑郁药、苯二氮䓬类药和锂盐对病人恐惧、易激惹、沮丧等情绪有调节作用，间接起到促进病人行为改善的作用。

3. 支持治疗 主要用于营养不良或电解质紊乱病人。通过督促病人进食或静脉输液、静脉营养治疗，尽快解除营养不良，恢复病人正常营养状态。

【护理】

（一）护理评估

1. 健康史

（1）个人史：病人生活、饮食习惯是否规律，病前体重有无异常；病人生活和工作压力是否过重，有无职业因素促使病人控制体重。

（2）家族遗传史：病人及家庭成员是否曾有过进食行为反常病史。

（3）患病史：病人是否患过精神疾病，是否服用过相关药物等。

2. 生理功能

（1）病人的营养状况：包括生命体征、各项营养指标、体重变化情况。

（2）病人的饮食习惯和结构：包括种类、量、喜好以及对食物的认识。

（3）皮肤、心血管系统、消化系统、第二性征发育和性功能情况、女性病人的月经情况等。

3. 心理功能

（1）病人对自身体型的认知情况，对发胖的恐惧程度，所认为的理想体重和对自身体型的看法。

（2）有无节食行为，若有，评估节食开始时间和程度。

（3）有无暴饮暴食现象。

（4）病人近期有无遭遇重大生活事件。

（5）病人对自身身材和自我概念的看法。

（6）病人情绪状况和有无自杀、自伤倾向。

4. 社会功能

（1）病人有无因进食障碍而影响学习、工作和生活。

（2）病人有无因进食障碍而影响家属及周围人的关系。

（3）病人对疾病有无自知力。

（4）要评估病人与家属的关系以及家属对疾病的认识和态度。

（二）护理诊断

1. 营养失调：低于机体需要量 与限制、拒绝进食、代偿行为有关。

2. 营养失调：高于机体需要量 与不可控制的暴饮暴食有关。

3. 有体液不足的危险　与过度限制饮食、呕吐有关。

4. 无能为力感　与自我发展延迟、害怕丧失对生活的控制感有关，与长期处于失眠或异常睡眠有关。

5. 体像紊乱　与家庭功能不良、对自身体像不满有关。

6. 焦虑　与大量进食后呕吐的矛盾心理及进食的基本需要得不到满足有关。

（三）护理目标

1. 病人逐渐能认识到自己营养不良的现状及原因，最终能够通过进食、补充营养的方式使营养状态得到改善，体重逐渐恢复正常。

2. 病人能够认识到自己营养失调的原因是暴食发作，能用语言表达暴食发作前的焦虑、抑郁情绪，能采用其他正常的方式替代暴食发作。

3. 病人能够认识到目前体液不足的原因及现状。如果出现想要诱吐、导泻的行为时，能主动反映给护士，避免清除行为的发生。

4. 病人能用谈话、书写的方式表达心中的无助感受，能主动与护士联系，寻求应对困境的方法。

5. 病人能够认识到自身理想体重的偏激，能够通过与他人的沟通与交流为自身制订正常体重区间，最终能现实性地评价自身的体型。

6. 病人能描述自己轻松和焦虑的感受；并能识别何时焦虑加重，能用一种适宜的方式来减轻焦虑。

（四）护理措施

1. 生活护理　帮助病人重建正常的进食模式。当病人出现营养不良、水电解质紊乱时，首要的护理措施是保证病人的摄入量，维持水电解质平衡。因此，饮食护理是进食障碍病人的护理重点，目的是保证营养，恢复并维持正常体重。然而，进食障碍病人对改善进食的抵触往往较大，尤其是厌食症病人，因此，在实施过程中需要医护人员密切配合，运用恰当的沟通方式让病人接受建议，逐渐改变进食行为。

（1）评估：评估病人的体重情况，及达到标准体重和正常营养状态所需的热量。病人为了限制体重采取了何种措施，如自我诱吐、滥用泻药、利尿剂的情况。评估时要就事论事，不要妄下结论。

（2）制订饮食方案：与营养师、病人一起制订饮食计划和体重增长计划，确定目标体重和每日应摄入的最低限度热量以及进食时间。摄入热量一般从每天 800~1 500kcal 开始，每 2~3 天增加 200~300kcal，逐渐增加至正常。对厌食严重者，进食进水需从最小量开始，逐步缓慢增量，食物性质也应从流质、半流质、软食、普食的顺序过渡，使病人的胃肠道能逐渐适应，减轻饱胀感。通常目标体重宜为标准体重的 85%~90%，以防病人过度关心体型而抗拒治疗。食物种类宜选择高热量、清淡、高纤维素的食物。

（3）重建正常的进食行为模式：护士要帮助病人正确认识营养方面的问题，让病人知道减肥、节食是发生进食障碍的重要因素，长期节食会损害大脑从而对认知功能产生影响，可结合病人的自身经历进行宣教，说明低体重对病人的危害，帮助病人正确理解食物与身材的关系，需要注意的是护士在与病人沟通时要循循善诱，而不要对病人的错误认识妄加指责。

对于厌食症的病人，要提供安静、舒适的进食环境，鼓励病人自己选择想吃的食物。病人进餐时，护士要一直陪伴在身旁，餐后也要至少陪伴 1 小时，确保病人能按量进食，不诱吐。一般要求病人每餐进食时间不超过 30 分钟，保证进食速度。病人餐后若进行过度活动或长时间沐浴时，要进行限制。当病人主动进食或体重增加时，护士要及时地奖励病人，如满足病人的某项要求；如果病人拒绝进食、过度运动、诱吐、体重减少时，则取消奖励作为惩罚。通过正、负强化的方法帮助病人逐渐恢复正常的饮食行为模式。

对于贪食症病人，要制订限制饮食的计划：①自控技术。指导病人定点就餐，记录每次进食量，以监控自己的进食次数和进食量；想暴食时，用散步、看电视或读书等方式分散注意力，以减少进食次数。②进食监控。病人在进食过程中，由护士或家属进行监督。餐后检查餐桌、桌布、口袋等部位有无藏匿食物。在符合病人以往饮食习惯的前提下，逐步限制高糖、高脂食物和进食量，以便病人容易接受，逐步建立规律适量的饮食习惯。

2. 心理护理

（1）纠正病人的体像障碍：①护士与病人建立良好的信任关系，让病人充分表达自己的内心感受，如担心胖而怕被别人看不起等；②通过认知行为治疗技术帮助病人树立恰当的审美观念，纠正对“完美”的不正确理解；鼓励病人对镜中的自己进行积极对话，听取他人对自己形象的表扬，将身体的实际尺寸和主观感受作对比，帮助病人认识其主观判断的错误并学习接受自己。

（2）建立正常的进食行为模式：利用正性强化（奖励）和负性强化（惩罚）的方法鼓励病人实施进食计划，恢复正常的饮食行为模式。①对厌食症病人：提供安静舒适的进餐环境；给予适合病人口味的食物；保证进食速度和确保进食量，一般要求进食时长不超过30分钟，餐后无呕吐、导泄行为的发生以及长时间沐浴或过度活动等；②对贪食症病人：制订限定饮食的计划，在符合病人平时饮食习惯的前提下，逐渐限制高脂、高糖食物和进食量，使病人逐渐建立规律适量的饮食习惯；指导病人自控技术：定点进餐；有人在场时就餐；记录每日进餐次数和每次进餐量；想暴食时，通过散步、看电视或读书的方法转移注意力；有意识逐渐延长贪食呕吐周期。

（3）缓解焦虑：①评估焦虑程度，降低现存焦虑水平。提供安全和舒适的环境；允许病人通过来回踱步、谈话、哭泣等方式，发泄自己内心的焦虑不安；陪伴病人；在进食问题上给予简洁明确的指导，谈话语速要慢，态度和蔼，对病人表示理解和同情；如果病人因焦虑而出现过度换气，指导其进行深而慢的呼吸训练，并与他一起进行呼吸运动；如果焦虑症状明显，可建议医生给予药物对症治疗。②改变应对行为模式。学习通过阅读，与他人讨论问题、回避、保持距离、自责、自我嘲笑等方法来对抗焦虑情绪；当无可避免地出现了焦虑情绪时，可选择有效的方法中断焦虑。

3. 健康教育　进食障碍在康复期极易复发，这也是病人彻底治愈的最大障碍，应教会病人处理的策略，以预防复发。

（1）对家属进行宣教：帮助他们关注病人的病情，找到对病人疾病造成影响的不良因素，并注意消除。

（2）病人宣教：在病情允许的情况下，对病人进行健康教育，使之正确认识进食障碍，养成正常的进食习惯及自我控制技术，治愈疾病，减少复发。

（3）预后：发病年龄小、病程短、病前的心理社会适应情况良好、对疾病的自我认识水平较高，体重降低不太明显者预后较好。反之，同时存在家庭矛盾突出、社会经济水平低、伴有明显强迫、焦虑、抑郁等症状者预后差。

（五）护理评价

经过上述护理措施的实施，评价病人的营养状况是否改善；病人脱水的症状和体征是否改善；病人是否建立正常的饮食习惯；病人躯体并发症是否好转；病人的体像障碍是否得到纠正；病人是否对疾病有正确认识，并主动配合治疗和护理。

第二节 睡眠障碍病人的护理

【概念】

睡眠是大脑的一种高级功能，人类的睡眠和觉醒是与自然界昼夜变化大致同步的一种生物节律。这种昼夜节律的变化是人体生物体系的重要功能之一，它为个体提供了恰当的生理及心理环境，使人们在夜间有良好的休息，在白天能进行适当的活动。正常人对睡眠的需求因年龄、个体差异而不同。新生婴儿每天平均睡眠 16 小时，儿童一般为 10 小时，成年人为 6~8 小时，老年人则睡眠明显减少。睡眠质量对健康的影响比睡眠时间更重要。

睡眠障碍（sleeping disorders）是各种心理和社会因素引起的非器质性睡眠和觉醒障碍。常见的睡眠障碍包括失眠症、嗜睡症、睡眠 – 觉醒节律障碍、睡行症、夜惊和梦魇等。

【病因与发病机制】

引起睡眠障碍的原因很多。失眠症为最常见睡眠障碍，以其为例，常见致病因素如下：

1. 心理社会因素 包括病人病前的性格特点和心理社会因素的影响：如敏感、易激惹、对健康要求过高，以及生活或工作中的矛盾和困难所造成的焦虑、抑郁、紧张激动、思虑过度等。

2. 环境因素 生活习惯的改变、更换住所、声音嘈杂、空气污浊和光线刺激。

3. 躯体因素 如疼痛、瘙痒、喘息、频繁咳嗽、夜尿、饥饿等。

4. 睡眠节律改变 如乘飞机长途旅行出现的时差，工作时间不固定、不良生活习惯等。

5. 药物和食物因素 酒精、咖啡、浓茶、药物依赖或戒断症状。

【常见类型及临床特点】

（一）失眠症

失眠症（insomnia）是最常见的睡眠障碍，表现为持续相当长时间对睡眠的质和量不满意，并在心理上产生恶性循环，从而使失眠持续存在。失眠症可以是单独的一种疾病，也可以是其他疾病的临床表现之一，如果不是继发于其他疾病，即称为原发性失眠症。

失眠症的临床表现主要为入睡困难、睡眠不深、易惊醒、自觉多梦、早醒、醒后不易再睡、醒后感到疲乏或缺乏清醒感，以上症状可同时混合存在。其中，病人最常见的主诉是难以入睡，其次是早醒和维持睡眠困难，如经常转醒、醒后不易再睡等。病人往往表现出对睡眠的过分关注与过高的期望，病人常过多地考虑如何得到充分的睡眠以及因失眠对自己造成的不良后果和健康损害等，以至于在就寝时紧张、焦虑而无法入睡。对睡眠质量期望过高，达不到自己理想中的状态即认为是失眠。病人甚至将睡觉当成生活中最重要的事。多数失眠病人并非真正睡眠减少，感觉入睡困难是因为睡前的焦虑、抑郁等不良情绪造成病人对时间认知上的偏差，感到入睡的时间非常漫长，而入睡后的时间很短。病人醒后常感到身心疲惫，白天感到困倦、焦虑抑郁、易激惹，对自身的过分关注导致学习和工作效率下降，甚至影响社会功能。有些病人出现睡眠感缺失，病人主诉严重失眠，但没有客观睡眠异常的证据，脑电监测与旁人观察均显示处于睡眠状态。这种“失眠 – 焦虑 – 失眠”的恶性循环导致失眠症状持续存在，久治不愈。

（二）嗜睡症

嗜睡症（hypersomnia）是指不存在睡眠量不足的情况下出现睡眠过多，或醒来时达到完全觉醒状态的过渡时间延长的情况。这种情况并不是由于睡眠不足、药物、酒精或躯体疾病所致，也不是某种精神障碍（如神经衰弱、抑郁症）症状的一部分。

睡眠过多是本病的核心症状，表现为白天睡眠时间延长，醒转时想要达到完全的觉醒状态非常困难，醒转后常有短暂意识模糊，呼吸及心率增快，常伴有抑郁情绪。有的病人可有白天睡眠发作，发作前常常有难以控制的困倦感，往往影响学习、工作和生活，病人为此感到苦恼。脑电波检查是正常的睡眠脑波。

（三）睡眠 - 觉醒节律障碍

常人通常以一昼夜的 1/3 时间用来睡眠，即夜间入睡白天醒来，形成了睡眠 - 觉醒节律。睡眠 - 觉醒节律障碍指睡眠 - 觉醒节律与常规不符而引起的睡眠紊乱。多见于夜间工作和生活无规律的成年人，儿童期或青少年发病者少见。

临床表现为睡眠 - 觉醒节律紊乱、反常。有的表现为睡眠时相延迟，比如病人常在凌晨入睡，次日下午醒来；在常人应入睡的时候不能入睡，在应觉醒的时候需要睡眠。有的入睡时间变化不定，总睡眠时间也随入睡时间的变化而长短不一；有时可连续 2~3 天不能入睡，有时整个睡眠时间提前，过于早睡和过于早醒。病人多伴有忧虑或恐惧心理，并引起精神活动效率下降，妨碍社会功能。

（四）睡行症

睡行症（sleep walking disorder）过去习惯称为梦游症。指一种在睡眠过程尚未清醒时起床，在室内或户外行走，或做一些简单活动的睡眠和清醒的混合状态。发作时难以唤醒，刚醒时意识模糊，有定向力障碍、警觉性下降、反应迟钝。本病在儿童中发病率很高，可达 15%，成年人低于 1%，男孩多见，可伴有夜惊症和遗尿症。目前病因尚不明确。

睡行症多发生在入睡后不久，通常出现在睡眠前 1/3 段的深睡期，病人突然从床上起来四处走动，常双目向前凝视，一般不说话，询问也不回答。病人可有一些复杂行为，如能避开前方的障碍物，能倒水、洗衣、开抽屉等。但难以被唤醒，常持续数分钟到数十分钟，然后自行上床或被人带回床上，再度入睡。待次日醒来，对睡行经过完全遗忘。睡行症发作时脑电图可出现高波幅慢波，但在白天及夜间不发作时脑电图正常。

【诊断标准】

（一）失眠症 CCMD-3 诊断标准

1. 症状标准

（1）几乎以失眠为唯一的症状，包括难以入睡、睡眠不深、多梦、早醒，或醒后不易再睡，醒后不适感疲乏，或白天困倦等。

（2）具有失眠和极度关注失眠结果的优势观念。

2. 严重标准　对睡眠数量、质量的不满，引起明显的苦恼或社会功能受损。

3. 病程标准　至少每周发生 3 次，并至少已 1 个月。

4. 排除标准　排除躯体疾病或精神障碍症状导致的继发性失眠。

（二）嗜睡症 CCMD-3 诊断标准

1. 症状标准

（1）白天睡眠过多或睡眠发作。

（2）不存在睡眠时间不足。

（3）不存在从唤醒到完全清醒的时间延长或睡眠中呼吸暂停。

（4）无发作性睡病的附加症状（如猝倒症、睡眠瘫痪、入睡前幻觉、醒前幻觉等）。

2. 严重标准 病人为此明显感到痛苦或影响社会功能。

3. 病程标准 几乎每天发生，并至少已 1 个月。

4. 排除标准 不是由于睡眠不足、药物、酒精、躯体疾病所致，也不是某种精神障碍的症状组成部分。

（三）睡眠－觉醒节律障碍 CCMD-3 诊断标准

1. 症状标准

（1）病人的睡眠－觉醒节律与所要求的（即与病人所在环境的社会要求和大多数人遵循的节律）不符。

（2）病人在主要的睡眠时段失眠，而在应该清醒时段出现嗜睡。

2. 严重标准 病人明显感到痛苦或社会功能受损。

3. 病程标准 几乎每天发生，并至少已 1 个月。

4. 排除标准 排除躯体疾病或精神障碍（如抑郁症）导致的继发性睡眠－觉醒节律障碍。

（四）睡行症 CCMD-3 诊断标准

1. 症状标准

（1）反复发作的睡眠中起床行走。发作时睡行者表情茫然、目光呆滞，对别人的招呼或干涉行为相对缺乏反应，要使病人清醒相当困难。

（2）发作后自动回到床上继续睡觉或躺在地上继续睡觉。

（3）尽管在发作后的清醒初期，可有短暂意识和定向障碍，但几分钟后，即可恢复常态，不论是即刻苏醒或次晨醒来均完全遗忘。

2. 严重标准 不明显影响日常生活和社会功能。

3. 病程标准 反复发作的睡眠中起床行走数分钟至半小时。

4. 排除标准 排除癫痫自动症与分离性障碍。

【治疗要点】

（一）失眠治疗

不能单纯依靠镇静催眠药物，而要医患共同努力，密切配合，消除病因，正确理解失眠，坚持执行治疗计划。

1. 认知疗法 该方法主要是提高病人对睡眠的正确认识以及减少睡眠前焦虑，从而达到治疗失眠的目的。

2. 行为治疗 这是一系列帮助病人建立有规律的睡眠节律，克服睡前焦虑的行为调整方法，包括放松训练、刺激控制训练、自由想象训练等。

3. 药物治疗 临床上主要使用苯二氮䓬类药物。近年来，一些非苯二氮䓬类药物也迅速发展。但无论选择哪种药物，都要注意短期使用，以免形成药物依赖。

（二）嗜睡症治疗

主要为对症治疗。首先消除发病的诱导因素，可适当给予中枢神经兴奋剂如哌甲酯、苯丙胺、匹莫林等，药物应从小剂量开始，症状改善后及时停药。其次，可辅以支持疗法和疏导疗法，以达到治疗和预防疾病的目的。白天主动安排短时小睡，可减少甚至终止嗜睡发作。

（三）睡眠－觉醒节律障碍治疗

主要是调整病人入睡和觉醒的时间以恢复正常节律。可逐步调整或一次性调整立刻达到正常作息时间，并需不断巩固、坚持下去。为防止反复，常需要结合药物巩固效果。

（四）睡行症治疗

以预防伤害为主。当病人发生梦游时，应该引导他回到床上睡觉，不要试图唤醒他，第二天早上也不要告诉或责备，否则会造成病人挫折感及焦虑感。要注意病人的卧室及其活动环境中不要放危险物品，以防意外。发作频繁者可选择苯二氮䓬类药物如地西泮、阿普唑仑、氯硝西泮等睡前口服，以减少发作。也可用阿米替林、丙米嗪或氯米帕明等，睡前口服。

【护理】

（一）护理评估

对睡眠障碍病人的评估应是多方面的，包括生理、心理和药物史，以及睡眠日志等，有的病人还需要接受睡眠多导监护仪的测试以及其他睡眠生理功能的检查。对睡眠的评估不能简单地问病人"昨晚睡得怎么样？"，而是必须明确病人是否存在入睡困难、早醒、再次入睡的难易度，以及次日的精神状况等。

（二）护理诊断

1. 睡眠形态紊乱　与社会心理因素刺激、焦虑、睡眠环境改变、药物影响等有关。

2. 疲乏　与失眠、异常睡眠引起的不适状态有关。

3. 焦虑　与睡眠形态紊乱有关。

4. 无能为力感　与长期处于失眠或异常睡眠有关。

5. 绝望　与长期处于失眠或异常睡眠状态有关。

6. 有受伤的危险　与梦游时意识模糊、不识危险有关。

在上述护理诊断中，失眠症、嗜睡症、睡眠－觉醒节律障碍均可出现睡眠形态紊乱、疲乏、焦虑、绝望和无能为力感；睡行症有受伤的危险。

（三）护理目标

1. 病人能够认清自己失眠的原因，逐渐学会消除这些因素，在护士的指导下能够重建规律、有质量的睡眠模式。

2. 病人能认识到心理的焦虑是引起疲乏的主要原因，能够在疲乏时继续从事日常生活活动，保证夜间睡眠质量，最终使白天能够保持精力正常。

3. 病人能通过谈话、书写、绘画等方式来表达心中的焦虑情绪，学会几种缓解焦虑的行为疗法。

4. 病人能用谈话、书写的方式表达心中的无助感受，能主动与护士联系，寻求应对困境的方法。

5. 病人能通过与护士交谈、给亲人写信等方式表达心中的感受，消除任何消极放弃或自我伤害的想法。如果出现自杀想法时，能与护士联系，避免自杀或自伤行为的发生。

6. 病人及家属能保证病人居住环境安全，不摆放过多杂物，尽量减少一切危险物品。

（四）护理措施

1. 对症护理

（1）创造良好睡眠条件：保持病房空气清新，温度适宜，消除环境中的不良刺激，保持睡眠环境安静。护士夜间接班、处置、说话动作要轻，及时处置吵闹的病人。晚间不要让病人看带有刺激性的电视节目或书籍，避免情绪激动，防止不良刺激。

（2）严格遵守作息制度：安排有规律的作息时间、生活制度。病人应按时作息，不论夜间睡眠质量如何，都必须按时起床，避免白天睡觉，以保证夜间有充足的睡眠时间。

（3）养成良好的睡眠习惯：无睡意时不上床，晨醒后或夜眠醒后入睡困难时，尽量避免卧床，特别是不要在床上思考问题。目的是为了避免"卧床"与"不眠"形成条件反射；针对失眠病人在床上的非睡眠时间过多的特点，通过推迟上床或提前起床的方法，减少在床上的非睡眠时间，以保证病人在床上的时间至少85%~90%用于睡眠，这种方法可使轻度失眠病人获得较好睡眠；睡前不进食有刺激性的食物或饮料，如酒、浓茶、咖啡等，避免高度集中精神的工作和文体活动。

（4）正确使用药物：对睡眠障碍严重的病人，遵医嘱使用镇静催眠药。在病人用药前要了解病人的用药史及用药效果，不可让病人长期服用一种药物，要求使用最低有效剂量，间断给药，每周2~4次，连续用药不超过2周，以免形成药物依赖。

（5）安全护理：对嗜睡症和睡眠－觉醒节律障碍的病人，尽量避免参加可能发生危险的活动，如高空作业、开车等，保证发作时的安全，防止意外事故发生。睡行症的病人，要保证夜间睡眠环境的安全，如给门窗上锁，清除周围环境中的障碍物，收拾好各种危险物品，避免伤人伤己。

2. 配合医生进行心理治疗与护理

（1）护士与病人建立良好的信任关系。鼓励病人表达对失眠的内心感受和躯体不适；帮助病人思考并寻找失眠的心理原因：从什么时候开始失眠的？失眠时都想些什么？失眠对你来说意味着什么？帮助病人进行心理分析，认识不良情绪对睡眠的影响，并引导病人以正确的态度对待失眠，学会调节情绪，解除思想负担，纠正恶性循环。

（2）帮助病人学习使用一系列暗示、睡前诱导放松的方法促进睡眠。睡前2小时避免兴奋活动和情绪激动，选用听音乐或通过腹式呼吸、肌肉松弛等放松疗法，有意识地控制自身的生理和心理活动，减轻焦虑与紧张情绪，促进睡眠。

（3）使有嗜睡症、睡眠－觉醒节律障碍和睡行症的病人及其家属认识疾病的性质和特点，消除恐惧和害怕的心理。帮助病人建立良好、规律的生活习惯，适当锻炼，减少心理压力，避免过度紧张和疲劳等诱发因素，减少病人发作的次数。

（五）护理评价

经上述护理措施的实施，评价病人睡眠是否得到改善；病人是否能有效控制焦虑情绪；病人是否学会改善睡眠质量的基本知识和技巧；病人是否能有效应对困难；病人是否能主动表达心中所想，避免自杀或自伤行为的发生；家属是否能保护病人的居住安全。

（乔军伟　宋晓聪）

思考题

1. 病人，女，25岁，身高1.72m，电视主持人。半年前，因朋友偶尔说了句"最近好像脸有些圆了"，于是采取各种措施节食。家人劝其吃饭时，其以食欲不佳等理由拒绝就餐，体重由之前的 52kg 下降到 30kg，近 3 个月出现闭经，形体消瘦，严重营养不良。

请思考：

（1）通过对病人的护理评估，目前最主要的护理问题有哪些？

（2）根据护理问题制订相应的护理措施。

2. 病人，男，48 岁，因公司面临着倒闭的危机，近 3 个月来上床后辗转反侧，需要 2 小时才能入睡，睡着后特别容易早醒，每天只能睡眠 3~4 小时，晨起后感觉疲乏，精神不佳，注意力无法集中，不能处理公司的事务，遂来医院就诊。

请思考：

（1）通过对病人的护理评估，目前最主要的护理问题有哪些？

（2）根据护理问题制订相应的护理措施。

第十一章 儿童少年期精神障碍病人的护理

学习目标

1. 掌握不同儿童少年期精神障碍的临床特点和护理措施。
2. 熟悉儿童少年期精神障碍的病因及治疗要点。
3. 了解儿童少年期精神障碍的诊断要点。
4. 能识别儿童少年期精神障碍,并对其进行护理。
5. 具有爱护病人的情感及与病人建立良好关系的意识。

世界卫生组织公布的数据显示,全球约 20% 的儿童青少年患有精神障碍,而其中只有 1/5 得到了适当的诊断和治疗。在我国儿童少年期精神障碍患病率为 7.03%~14.89%,以我国现有 3 亿 8 千万儿童和青少年推算,约有 5 千多万儿童需要精神卫生服务。

微课:儿童青少年精神病学发展与现状

儿童少年期精神障碍主要包括精神发育迟滞、注意缺陷多动障碍、儿童孤独症、青少年品行障碍、儿童少年期情绪障碍等。儿童少年期精神障碍发生率高却识别率不足。随着社会的发展,人民物质生活水平有了明显的提高,尽管精神卫生状况仍有令人担忧之处,但儿童少年期精神障碍越来越受到大家的重视。

案例导学与思考

案例导学

病人,女,5 岁,家人发现患儿不与人交流,叫名字只是偶有反应,却不回答,不愿与人目光对视,偶有短暂目光对视,也仅仅 1~2 秒。喜欢自己在角落玩耍,不爱说话,不愿和其他小朋友一起玩,不让陌生人接触,不喜欢被人拥抱,对陌生环境哭闹抵触,喜欢自言自语,沉迷在自己的世界中。

思考:

1. 找出病人存在的精神症状。
2. 护士应该对病人采取何种护理措施?

第一节 概 述

一、儿童少年期精神障碍概念

儿童少年期精神障碍是指发生在儿童少年期的各种精神障碍。主要表现在认知、情感、性格、自我意识等方面。

二、儿童少年期精神障碍的特点

儿童青少年的心理生理状况处在动态的发展变化中，发育迅速，所患疾病与成人有所不同，理解和表达能力也不及成人，因此在本疾病的发展过程中呈现出以下特点：

1. 儿童和少年期发育不成熟，认识和行为、情绪都不稳定，自制力尚未发育完全，因此对他们的某些行为应以发育的观点看问题。

2. 儿童和少年由于发育不完全，很容易受到外界的影响。在不同的年龄段对应激因素的敏感性也不同。

3. 接受医生诊断治疗时，由于表达能力的问题，说不清自己的感觉或体会，而父母和老师往往只看到孩子外在的行为异常，而忽略内心体验。资料比较间接，容易出现遗漏或偏差。

4. 在治疗上，社会及环境调整更重要，而药物治疗往往处于次要地位。

第二节　精神发育迟滞病人的护理

【概念】

精神发育迟滞（mental retardation）是指一组精神发育不全或受阻的综合征，特征为智力低下和社会适应困难，起病于发育成熟之前（18 岁以前）。本病可以单独出现，也可同时伴有其他精神障碍或躯体疾病。

【病因与发病机制】

从胎儿到 18 岁以前影响中枢神经系统发育的因素都可能导致本病发生，目前已明确的病因主要有以下几个方面。

（一）遗传因素

1. 染色体异常　常染色体和性染色体的单倍体、三体型、多倍体等染色体数目异常，以及染色体的倒错、缺失、异位等结构异常，如唐氏综合征（Down’s syndrome）、先天性卵巢发育不全、先天性睾丸发育不全等。

2. 基因异常　DNA 分子结构异常使机体代谢所需酶的活性不足或缺失，导致遗传代谢性疾病（如苯丙酮尿症、戈谢病等），可有精神发育迟滞的临床表现。

3. 先天性颅脑畸形　如家族小脑畸形、先天性脑积水、神经管闭合不全等疾病都可能导致本病发生。

（二）围生期有害因素

母孕期各种感染，如巨细胞病毒、HIV 病毒、梅毒螺旋体等；很多药物可导致精神发育迟滞，特别是作用于中枢神经系统、内分泌系统和代谢系统的药物，以及抗肿瘤和水杨酸类药物；环境、食物和水被有毒物质（铅、汞、放射学等）污染；妊娠期疾病和并发症，如营养不良、先兆子痫，高龄妊娠、难产、早产等；分娩期并发症，如胎盘早剥、胎儿宫内窘迫、脐带绕颈、产程过长等使胎儿颅脑损伤或缺氧；新生儿疾病也是导致精神发育迟滞的常见原因，如核黄疸、新生儿肝炎、新生儿败血症、胎儿颅缝早闭等。

（三）出生后不利因素

1. 脑损伤　如中枢系统感染、颅脑损伤、脑缺氧、重度营养不良、甲状腺功能低下等所有影响大脑后天发育的因素都可以导致精神发育迟滞。

2. 环境因素　社会隔离、贫困、家庭与社会环境不稳定、教育缺失等因素使儿童缺乏接受教育或人际交往机会，影响智力发育。

【临床表现】

智力低下和社会适应能力不良为本病的主要表现。世界卫生组织根据韦氏智力测验和社会适应行为评估将精神发育迟滞分为轻度、中度、重度和极重度四个等级。

（一）轻度

智商在50~69之间，成年后心理年龄为9~12岁，约占本病的85%，早期不易被发现，病人在婴幼儿期可能有智力发育迟缓，其躯体和神经系统发育无明显异常迹象。在学龄期可发现逐渐出现学习困难，勉强能完成小学学业，语言词汇不丰富，但能日常交谈，个人生活尚能自理，可从事简单的劳动和技术性操作。

（二）中度

智商在35~49之间，成年后心理年龄6~9岁，约占本病的10%，语言及运动发育明显落后同龄儿童，虽然可学会说话，但吐词不清，词汇与概念缺乏，言语简单，常词不达意。计算能力差，不能完成小学学业。经训练可从事简单刻板或机械的体力劳动。少数病人伴有躯体发育缺陷。

（三）重度

智商在20~34之间，成年后心理年龄3~6岁，占本病的3%~4%，多数病人在出生后不久即被发现有明显的精神和运动发育落后，语言发育水平低，发音含糊不清，有的甚至不能讲话。不能与正常儿童一起学习，情感反应不协调，易冲动。病人日常生活需要照料，无社会行为能力，常合并脑部损害。

（四）极重度

智商在20以下，成年后心理年龄约3岁以下，占本病的1%~2%，智力水平极低，没有言语功能，大多数既不会讲话也听不懂别人的话，仅以尖叫、哭闹来表示需求，不会躲避危险，不认识亲人及周围环境。知觉明显减退，日常生活完全需他人照料。常合并严重的脑部损害，伴有躯体畸形。

【诊断标准】

依据CCMD-3，本病的诊断要点为：

1. 智力水平低于正常，IQ<70。

2. 起病于18岁以前。

3. 社会适应困难。

【治疗要点】

本病一旦发生，对智力的损害常伴随终生，因此预防发病非常重要。监测遗传性疾病，做好围生期保健，避免围生期并发症，防治和尽早治疗中枢神经系统疾病是预防本病的重要措施。对于已患病者以特殊教育为主、药物治疗为辅，大多数病人无特异性的药物治疗。

1. 病因治疗　对于一部分病因比较清楚的遗传代谢性疾病，要早期诊断，及时进行饮食治疗可避免发生严重智力障碍。某些先天性颅脑畸形，如先天性脑积水等，手术治疗可减轻大脑压迫有助于发育。但这些只占精神发育迟滞病人的少数，多数目前尚不能进行病因治疗。

2. 教育及康复训练 由于目前尚无有效治疗手段。特殊教育训练以及其他康复训练措施显得尤为重要,且年龄越小开始训练越早,效果越好。训练内容涉及学校技能、帮助就业、改善人际交往和提高日常生活能力等多方面。按照疾病的严重程度设定不同的训练目的。轻度精神发育迟滞病人通过长期耐心地教育,很多病人成年后可基本适应正常的社会生活;中度精神发育迟滞病人通过康复训练,可以学会穿衣、洗漱等生活自理能力和正确表达自己的需求和愿望的语言沟通能力;重症病人通过长期训练可以提高基本生活能力。

3. 药物治疗 药物主要被用来控制行为问题,如攻击性行为、冲动行为、注意力障碍、活动过度或其他异常行为。治疗者应根据病人行为的危险性、长期用药的不良反应、神经系统检查及既往治疗史等对药物治疗进行综合评价。药物治疗应在严密地观察下进行,采用小剂量开始,缓慢加药。

4. 心理治疗 是治疗重要的组成部分。轻度精神发育迟滞病人语言能力较高,改良后的传统支持性心理治疗,认知行为治疗等均可实施。对于重度病人,采用行为治疗的方式,可减少其不当行为,增强基本生活能力。

【护理】

(一)护理评估

1. 健康史 病人既往健康状况、个人史、母亲孕产情况、家族史、各项检查结果等。

2. 精神状况 智力与语言水平,生活能力状况,有无情绪变化、伤人毁物行为等。

3. 社会适应能力 病人是否可以正常参与社会活动。

4. 家庭状况 有无不当家庭教育方式,有无家庭矛盾或危机,家属对疾病有无误解和偏见等。

5. 治疗情况 曾用过何种治疗方案与药物,治疗效果如何等。

(二)护理诊断

1. 沐浴/穿着/进食/如厕自理缺陷 与病人智力水平低下有关。

2. 社会交往障碍 与语言能力缺陷及缺乏社会行为能力等有关。

3. 有受伤的危险 与病人智力水平低下,社会功能受损有关。

4. 知识缺乏:缺乏疾病相关知识。

(三)护理目标

1. 病人生活自理能力经过系统培训得到改善。

2. 病人的社交、学习能力得到改善。

3. 病人不受伤,不对他人造成伤害。

4. 病人本人知道自身疾病情况,家属了解本病一般相关知识。

(四)护理措施

1. 基础护理

(1)提供安全的环境:居住环境应简单、安全、实用。随时排查有危险隐患的物品和设施。禁止病人进行攀爬、打闹等危险活动。生活及外出需专人陪伴,注意负性情绪疏导,帮助病人稳定情绪,比如劝说、转移注意力等。

(2)保证充足的营养和睡眠:创造良好的进餐环境,制订合理的饮食计划,保证充分的营养摄入。为病人提供安静、舒适的休息环境,培养良好的睡眠习惯。

(3)生活护理:注意识别病人的精神状况和躯体不适,以免延误治疗。根据病人情况,协助或代替病人照料个人生活。

2. 心理护理　建立良好的护患关系，耐心对待病人。熟悉病人病情，了解病人情绪特点和个人偏好。与家长密切配合，保证治疗方案的顺利实施。与病人沟通过程中说话要轻柔、温和。在进行心理治疗过程中，语言要简洁明了，内容具体，让病人理解，并反复练习。

3. 社会功能护理　目的是使病人能够掌握与其智力水平相当的文化知识、日常生活技能和社会适应能力。基本生活训练包括简单的家务、穿衣洗漱、大小便自理和个人卫生处理；安全方面需培训病人包括不喝生水、不吃异物、不玩尖锐物品、安全用电，学会自我保护，躲避危险和寻求帮助等。对于重度和极重度病人，要由专人护理培养其最基本生活技能。

4. 健康教育　重点是对家属监护人的教育，使他们正确认识本病的发病、治疗、护理和预后。让家属及监护人认识到坚持恰当的训练对病人的重要性，不放弃对病人的治疗和康复训练，使病人得到应有的照顾。对家属及周围人群进行健康教育，减少精神发育迟滞的发生，对婴幼儿定期进行检查，争取做到早发现、早诊断、早干预。

（五）护理评价

经上述护理措施的实施，病人自理能力如何，是否达到不同程度精神发育迟滞的自理目标；病人的社交能力是否有所改善；病人及其周围人是否有受伤情况发生；病人及其家属对本病相关知识的掌握情况。

第三节　注意缺陷与多动障碍病人的护理

【概念】

注意缺陷与多动障碍（attention deficit and hyperactivity disorder，ADHD），又称儿童多动症，指以注意力不集中和注意持续时间短暂，不分场合地活动过度和冲动为主要临床表现的精神发育障碍，并伴有认知障碍、学习困难和品行障碍，智力正常或接近正常。该病常在学龄前起病，男童明显多于女童，病程缓慢，可使病人社交、家庭和学业等社会功能受损。

【病因与发病机制】

本病的病因与发病机制不清，目前认为是多种因素互相作用所致。发病相关因素如下：

1. 遗传因素　研究显示本病具有家族聚集性，注意缺陷与多动障碍病人的家族成员患此病的概率较高，是多基因遗传的复杂疾病，通过多个微效基因的相互作用以及环境的危险因素而共同导致（多巴胺受体 D4 基因、多巴胺受体 D5 基因、多巴胺转运体基因、5- 羟色胺转运体基因、25kDa 突触关联蛋白等基因）。

2. 环境因素　母孕产期各种因素所致的轻微脑损伤可能是部分病人发生本病的原因，如感染、营养不良、吸烟饮酒等。铅中毒也会影响儿童的神经发育，导致注意力不集中、多动、学习效率下降。各种食物添加剂也可与本病有关。同时不良的家庭社会环境，不恰当的教育方式，压力过大等都会增加儿童患本病的危险性。

3. 大脑发育异常　研究发现，病人存在脑发育延迟，全脑体积较正常对照减小，大脑灰质和白质均见减小，脑功能异常。

【临床表现】

1. 注意障碍　是本病的最主要症状。表现为注意力难以集中和持久，很容易受外界环境影响而分心，不断地从一种活动转向另一种活动。与人交谈时心不在焉，做事丢三落四,经常遗失物品或忘记日常活动安排。活动中难以注意到细节,做事马虎粗心,经常发生错误。

2. 活动过度　是指活动水平明显比正常儿童多,在需要安静或遵守规则的场合多动症状更为突出。婴儿时期就格外的好动,入学后,在座位上坐不住,喜欢扭来扭去不停地做小动作,也喜欢追打,主动招惹同学。精力似乎特别旺盛,做事只凭兴趣,行为不顾后果,喜欢危险游戏。有时睡觉也喜欢翻动,不能安静入睡。

3. 学习困难　病人虽然智力正常或接近正常,但是由于注意力不集中、情绪不稳定、过度的活动和认知障碍导致学习困难,成绩不佳。

4. 情绪不稳定　在社会交往中缺乏控制力,情绪不稳定,极易冲动,易激惹,情绪易受外界因素影响。渴望即时满足,否则就不耐烦、哭闹、发脾气。

5. 品行障碍　约半数病人合并品行障碍,表现出攻击性或一些不符合道德规范和社会准则的行为。

【诊断标准】

依据 CCMD-3,本病的诊断要点为:

1. 在一个以上场合中出现注意力障碍、活动过度的主要临床表现。

2. 对社会功能产生不良影响。

3. 起病于 7 岁前(多在 3 岁左右),注意缺陷和多动症状同时存在,症状至少持续 6 个月。

【治疗要点】

药物治疗能改善病人的注意力,但对多动和冲动症状疗效有限,更多的需要依靠教育训练、心理与行为治疗。根据这种特点应遵循综合治疗原则,根据病人的核心症状、社会功能障碍的严重程度等具体合理选择,并综合运用药物、心理治疗及训练干预方法。

1. 药物治疗　现在治疗药物品种繁多,大致可以归为中枢神经兴奋药和非中枢神经兴奋药两大类。我国中枢神经兴奋药主要为盐酸哌甲酯片和盐酸哌甲酯缓释片。非中枢神经兴奋药有托莫西丁、三环类抗抑郁药、安非他酮、5- 羟色胺再摄取抑制药、单胺氧化酶抑制剂等。

2. 行为治疗　对患儿的行为予以正性或负性强化,使病人学会适当的社交能力,以及用新的有效行为来替代不适当的行为模式。

(1)父母行为管理训练:给父母提供良好的支持性环境,让他们学习和掌握解决家庭问题、与孩子共同制订明确的奖惩协定、有效地避免与孩子之间的矛盾和冲突等技巧,掌握使用正强化方式鼓励孩子良好行为,使用惩罚方式消除孩子不良行为的正确方法,让孩子建立和保持家庭类的规则意识。

(2)社会技能和情绪管理培训:针对目标行为,训练冲突解决技能、问题解决策略、认知行为治疗。主要利用操作性条件反射原理,及时对病人的行为予以正性或负性强化,使病人学会适当的社交技能,用新的有效行为来替代不适当的行为模式。

(3)学习技能培训:以个体和团体治疗或家庭作业俱乐部的形式。重点关注服从要求、时间管理和学习技能。

(4)注意力集中训练:训练病人每做一件小事都要有始有终。训练时间逐步延长,按部就班,耐心操作,做好每一个动作,学会自我控制。

【护理】

(一)护理评估

1. 病人既往健康情况、家族史、母亲孕产史等。

2. 与同龄孩子比较，有无智力缺陷、活动过度、学习困难等。

3. 病人性格特征、家庭状况、学校及社会对病人的影响。

4. 曾用过何种治疗方案与药物等。

（二）护理诊断

1. 社会交往障碍　与注意障碍、活动过度、语言沟通障碍有关。

2. 有受伤的危险　与病人任性冲动喜欢危险活动有关。

3. 知识缺乏：缺乏疾病相关知识。

（三）护理目标

1. 病人能维持注意力，能与他人正常沟通，社交能力得到改善。

2. 病人能控制自己的冲动行为，对自己的行为后果有正确的判断，不发生伤人伤己的行为。

3. 病人及家属能掌握本病相关基本知识。

（四）护理措施

1. 安全护理　加强安全管理工作，清除危险物品，密切观察病人的情绪与行为，判断是否会出现安全隐患。正确引导病人，使其将过多的精力用在有益的活动上，比如舞蹈、体育活动等，但要注意限制病人做竞争性或冒险性的游戏与活动。耐心指导病人，教会其正确疏导发泄情绪，使病人情绪能处于比较稳定的状况。

2. 心理护理　护理人员要用耐心、包容的态度与病人建立良好的沟通关系，同时与家属联合起来，共同进行心理指导。通过行为治疗和认知治疗等方式对病人病态行为进行纠正，如借助正性或负性强化进行针对性的注意力集中训练、认知行为治疗等。

3. 健康教育　向家属宣传本病基本知识，强调正确、坚持训练对病人的重要性。可以开办学习班，教会家属如何使用正确的方式与病人沟通，并限制其不良行为，提高病人的人际交往和社会适应能力。告知家属孩子的问题并不仅仅是他自身的问题，也是整个家庭问题的反映。

（五）护理评价

经上述护理措施的实施，病人能否正常参加社交活动；病人是否控制冲动行为，是否有受伤等意外情况的发生；病人及家属是否掌握本病的基本知识。

第四节　儿童孤独症病人的护理

【概念】

儿童孤独症（children autism）是广泛性发育障碍的一种类型，以男孩多见，起病于婴幼儿期，主要表现为不同程度的人际交往障碍、兴趣狭窄和行为方式刻板。约有 2/3 的病人伴有明显的精神发育迟滞，部分病人在一般智力落后的背景下具有某方面较好的能力。

【病因与发病机制】

病因不明，目前认为是多种因素共同作用的结果，推测可能与遗传、认知心理、神经内分泌和神经递质失调、围生期各种并发症有关。

【临床表现】

1. 社会交往障碍　社交障碍是孤独症的核心症状，也是区别于其他发育障碍的主要特征。病人往往在婴幼儿期就可能表现出明显的社会化偏离，他们表现出目光接触少，对声音无反应，面部无表情，不会对别人做出期待性的姿势反应。对待亲人也如陌生人一样，不具有依恋感。排斥亲吻、拥抱等亲密行为，缺乏与他人交流、玩耍的兴趣，受到伤害时不会寻求安慰。

2. 语言交流障碍　语言发育明显障碍，理解、言语表达能力和运用能力损害，不能满足日常交流的基本需要。有些病人自幼缄默少语，有些终生无言语。说话时用词少，缺乏词汇组合。难以协调地将语言和手势、姿势相互整合。较少主动提出要求和别人分享体验，不会提出问题或维持谈话，常出现刻板、重复、模仿言语。

3. 兴趣狭窄和刻板行为　病人对一般儿童所喜爱的玩具和游戏缺乏兴趣，而对那些不是玩具的物品，如车轮、瓶盖等特别感兴趣。有些病人还对某些非生命的物品过度依恋，如广告牌、旋转的物体。病人常固执地保持生活习惯和生活方式，要求环境一成不变，用同样的方法去做一件事情，比如每天吃同样的饭菜，在固定的时间做固定的事，走相同的路线。一旦这种模式被打破，病人就会烦躁不安、哭闹，甚至出现一些冲动行为。病人常有刻板行为，如不停地转圈、敲打、拍手、跺脚等。

4. 智力障碍　大多数孤独症患儿智力低下，约25%为轻度低下，50%为中、重度智力低下。不论病人的智商高低，他们的临床表现是相似的。但智商低的病人在社会交往、语言障碍的程度上更加严重，但也有极少数的病人在一般智力发育低下的情况下，可显示出特殊的能力，比如绘画、计算、棋类、音乐等方面有着极强的能力。

知识链接

自　闭　症

自闭症患儿大多智力低下，但也有极少数的病人在一般智力发育低下的情况下，可显示出特殊的能力。但他们依然无法洞察我们生活的规则，尤其是人与人之间相处法则，他们就像天上的星星，是孤独的，不属于地球，所以也被称为“星星的孩子”。

坦普·葛兰汀是一个传奇。她出生不久被证实患有自闭症，但坦普·葛兰汀却拥有亚利桑那州立大学畜牧科学硕士学位及伊利诺大学的畜牧科学博士学位。她是当今少数的牲畜处理设备设计、建造专家之一。她在此专业领域中发表过上百篇学术论文，并经常性地巡回各地发表演说。

坦普觉得如果环境有利，自闭症病人也可以成为社会的积极贡献者。但如果周遭的人对他们缺乏理解，即使是爱因斯坦也会被埋没。

【诊断标准】

依据CCMD-3，本病的诊断要点为：

1. 于婴幼儿时期起病，通常于3岁以内。
2. 以人际交往障碍，语言交流存在质的损害，特别是语言运用功能。
3. 兴趣狭窄、活动刻板重复，坚持环境和生活方式不变。

【治疗要点】

药物治疗无法改变孤独症的病程，目前也缺乏针对孤独症的特异性药物。目前孤独症的主要治疗方法是以促进社会交往为核心的综合治疗方法。更多的是运用教育训练、行为治疗、机构化教学、人际关系干预等非药物治疗方法。

【护理】

（一）护理评估

1. 健康史　评估病人既往的健康状况、家庭疾病史、母亲孕产史等。

2. 精神状况　评估病人有无不正常的行为方式、言语交流障碍、感知觉障碍、智力水平、生活自理能力等。

3. 治疗情况　评估病人的各项辅助检查及用药史。

（二）护理诊断

1. 沐浴/穿着/进食/如厕自理缺陷　与病人智力水平低下有关。

2. 社会交往障碍　与语言交流障碍及缺乏社会行为能力等有关。

3. 有受伤的危险　与病人智力水平低下、认知功能障碍有关。

4. 知识缺乏：本人及家属缺乏疾病相关知识。

（三）护理目标

1. 病人的个人生活自理能力逐步得到提高。

2. 病人能够进行一般的社会交流。

3. 病人未发生受伤和伤害别人的现象。

4. 病人与家属能掌握本病基本的相关知识。

（四）护理措施

1. 基础护理　为病人提供安全的环境。避免接触到有危险隐患的物品和设施，比如火源、插座、药品等。做好各项生活护理，训练病人自理能力，培养良好的个人卫生习惯，保证充足的营养和睡眠。

2. 特殊护理　①社会功能训练，这是一个非常需要耐心的、漫长的过程。医护人员及病人的父母一定要持之以恒，不轻易放弃，不操之过急，适当地对病人取得的成绩给予鼓励；②语言训练，把语言训练融入日常生活中，从病人感兴趣的事物入手，尽量用简单、明确的语言启发他们多讲话，帮他们把生活中的人和事用语言联系起来，在玩中学习语言，边做边说，强化对语言的理解；③社会交往训练，与病人建立亲密关系，鼓励父母接触病人：如拥抱、亲吻使他有正常儿童一样的经历。教会病人注视别人的眼睛和脸。启发病人多讲话，反复提醒病人用语言表达自己的意愿，直到病人掌握为止。做他感兴趣的事给他看，带病人外出活动扩大其交往，并鼓励其与其他小孩交往。参与游戏活动，学会各种社会规范，若发现其异常行为要及时矫正。如果有特殊才能，要进一步培养。

3. 健康教育　目的是帮助家长认识到疾病的性质、可能病因，减少家长对疾病的未知恐惧心理和对病人的自责、内疚感。告诉家长要冷静理智地接纳病人的疾病，树立信心，与专业人士积极配合共同教育及训练病人。

（五）护理评价

经上述护理措施的实施，病人的个人生活自理能力是否得到改善；病人能否正常参加社交活动；病人是否控制冲动行为，未发生受伤；病人及家属是否掌握本病基本知识。

第五节　青少年品行障碍病人的护理

【概念】

品行障碍（conduct disorder）指儿童青少年反复而持久的反社会性、攻击性或对立性品行。当发展到极端时，这种行为可严重违反相应年龄的社会规范，较之儿童普遍的调皮或少年的逆反行为更为严重。国内报道该障碍患病率为1.45%~7.35%，男女比例约为8.9∶1。患病高峰年龄为儿童后期和青少年早期。

【病因与发病机制】

1. 生物学因素　与遗传因素、发育异常、神经生化改变、性别和孕母吸烟都有一定关系。

2. 心理因素　困难气质、认知归因偏见、智力水平。研究发现早期发病的品行障碍儿童比对照组智商平均低8~10分。品行障碍儿童的认知能力、词汇记忆、语言能力及视觉空间能力均低于对照组，高智商是品行障碍的保护因素，但仅低智商一个因素存在不会增加反社会行为。

3. 环境影响　家庭亲密度、教养方式、父母精神状况、文化程度及职业和地区文化差异都会对本病的发生造成一定影响。

【临床表现】

1. 反社会性行为　病人表现为不符合社会道德规范及社会行为准则的行为，例如偷窃贵重物品、抢劫他人钱财、猥琐行为、对他人进行躯体性攻击和伤害、撒谎、逃学、夜不归宿、擅自离家出走。参与社会上的犯罪团伙、从事违法犯罪行为等。

2. 攻击性行为　表现为对他人人身和财产的攻击，例如参与打架斗殴，虐待弱小、残疾人和动物，故意破坏他人和公共财产。对他人采用打骂、折磨、骚扰、威胁等手段欺负他人。当自己心情不佳时用攻击的行为来进行发泄。

3. 对立违拗行为　尤其是对家长的要求或规定不服从、违抗。喜欢怨恨和责怪他人，记仇、心存报复、故意干扰他人、违反纪律，为了逃避惩罚而经常说谎等。病人的行为不仅给他人带来伤害还会造成自身社交、学习、工作等方面的明显损害。病人一般以自我为中心，喜欢招惹别人的注意，但同时也喜欢指责和支配他人。自己犯错但却为自己的错误辩护，自私缺乏同情心。

4. 共患病　常共患注意缺陷与多动障碍，可以同时有多动、冲动、注意缺陷症状；可以共患各种焦虑障碍及抑郁障碍；也常共患学习困难等。

【诊断标准】

依据CCMD-3，本病的诊断要点为：

1. 过分好斗霸道，残忍地对待动物或他人；严重破坏财务；纵火；偷窃；反复说慌；逃学或离家出走；过分频繁地大发雷霆；对抗性挑衅行为；长期的严重违拗。

2. 这种行为可严重违反相应年龄的社会规范。

3. 单纯的反社会或犯罪行为本身不能作为诊断依据，本病诊断指的是某种持久的行为模式。

【治疗要点】

目前尚无特殊药物治疗，主要是针对病人及家庭的心理与行为治疗。多数预后不良，持续到成年,致使成年后工作、生活、人家关系等方面出现困难,约半数发展成为成年期违法犯罪或人格障碍。

1. 父母管理训练 直接培训父母,改变他们常采取的高压手段,学习以新的方式对待孩子,教他们建立规则,与孩子协商谈判。父母要学会在攻击行为出现前就识别出,并直接迅速地做出反应,奖励孩子的亲社会行为。

2. 认知行为治疗 重点在于改变病人的社会认知缺陷,如沟通技巧、问题解决技巧、冲动控制和情绪管理。

3. 伙伴关系和学校干预 除了亲子间的不良互动对本病的发生和发展有明显的作用。不良伙伴关系和学校干预不良也是其重要作用的影响因素,尤其对年龄小的孩子更是如此,被伙伴排斥与攻击行为有关,学习不佳与行为问题有关。生活技能训练可以减少儿童在学校和家庭中的行为问题,增强他们与同学和父母的沟通交往能力,改善师生关系。

4. 多系统治疗 该方法认为病人出现反社会行为是因为受到不断的强化,因此其反社会行为深入到生活的各个方面。在治疗中治疗者要与病人真实生活中的各类人群进行大量接触,尤其是病人的家人和伙伴,调动多个系统参与治疗。重点是使家庭能够以更积极有效的方法来塑造孩子的良好行为模式。

【护理】

(一)护理评估

1. 健康史 询问病人既往的健康状况、家族史等。

2. 生理状况 与同龄孩子比较,躯体发育指标有无异常如身高体重。有无躯体畸形和功能障碍,有无饮食障碍,有无受伤的危险,是否容易感染等。

3. 心理状况 有无异常情绪认知和行为活动等。

4. 治疗情况 评估病人的各项辅助检查以及用药史。

5. 其他 有无家庭教育方式不当、父母不称职。家长对疾病有无不正确的认知。有无现存或潜在的家庭矛盾和危机。

(二)护理诊断

1. 社会交往障碍 与病人反社会行为有关。

2. 有受伤的危险 与病人攻击性行为有关。

3. 情绪控制失调 与各种共患病有关,如抑郁、焦虑等。

4. 知识缺乏:缺乏疾病相关知识。

(三)护理目标

1. 病人能够进行一般的社会交流。

2. 病人未发生受伤和伤害别人的现象。

3. 病人情绪稳定,不良情绪能够得到基本控制。

4. 病人与家属能掌握本病基本的相关知识。

(四)护理措施

1. 基础护理 保证充足的睡眠,合理营养,培养良好的生活习惯。从日常生活小事中培养病人遵纪守法的习惯。限制病人从事某些有危险隐患的行为。

2. 行为矫正训练 主要包含行为治疗和认知行为治疗两种方式。家属与医护人员共同商讨制订治疗方案,但切忌在病人面前表现出不同的意见和争执。将精力集中在主要问题上,奖惩结合,让患儿学习如何正确解决问题。学会预先估计自己的行为将会带来什么样的后果,从而克制自己的冲动行为。学会识别自己的行为是否是恰当合理的，学会选择合理恰当的行为应对方式。

3. 健康教育　提高家长对本病的识别和处理能力。正确认识疾病，协调家庭关系，消除不利于品行障碍恢复的因素。避免负性强化，限制病人观看与暴力、物质滥用、性行为有关的电视和杂志等。

（五）护理评价

经上述护理措施的实施，评价病人护理问题的改善情况，病人能否正常参加社交活动；病人是否能够控制冲动行为，有无受伤的发生；病人及家属是否掌握本病基本知识。

第六节　儿童少年期情绪障碍病人的护理

【概念】

儿童少年期情绪障碍（emotional disorders of childhood and adolescence）是特发于儿童少年期，主要因心理因素所致的如焦虑、恐惧、强迫或羞怯等异常情绪，与儿童的发育和境遇有一定关系，与成人期神经症无连续性。据国内调查，儿童少年期各种情绪问题发生率为17.7%，女性多于男性。

【病因与发病机制】

特发于儿童少年期的情绪障碍与下列因素有关，遗传易感因素、家庭教育方式不当，如过度保护或过分严厉要求等，但主要由心理社会因素所致。

【临床表现】

1. 分离焦虑障碍　指个体与依恋对象分离时产生的过度的害怕和焦虑，且与其特定发育阶段的情绪和行为不相称。依恋对象主要是母亲，其次是祖父母、父亲或其他抚养者。核心症状是对与依恋对象分离表现出过分担心、害怕等焦虑情绪及继发的行为异常和躯体症状。年龄越小，症状可能越丰富。分离前后常表现出过度的情绪和行为反应，如烦躁不安、哭闹反抗、随意发脾气等。还表现为不现实的、过分的担心与依恋对象分离后依恋对象会遇到伤害和灾难，或担心自己可能会发生不幸。为了能够与依恋对象在一起，而不愿意外出、不愿意上学、不愿意独自在家。

2. 儿童特定恐怖症　指儿童持续性或反复发生对日常生活中某些特定的客观事物或情境产生异常的恐惧情绪，并竭力回避这些事物和情境。但实际上，这些事物和情境并不具有危险性，或者有一定危险性，但病人所表现的恐惧大大超出了客观存在的危险程度。同时会伴有自主神经功能紊乱症状，如心跳加快、面色苍白、出汗、发抖等。由于病人的回避与恐惧引起明显的痛苦，影响了病人的正常生活、学习和社交活动。但这些恐惧经任何安慰、解释不能消除，症状持续或反复出现。

3. 社交焦虑障碍　也称社交恐怖症。指病人在一种或多种社交场合中过分害怕及焦虑。担心自己被关注、尴尬、被羞辱、被拒绝或冒犯他人，并竭力回避所害怕的社交场合。但他们与父母和熟悉的人社交时可以高兴地玩耍、交谈。类似的社交场合几乎总能激发病人的不良反应，因此病人不愿或拒绝面对自己害怕的陌生人和社交场合，如拒绝上幼儿园、拒绝走亲访友、在学校不参加抛头露面的活动、不去上体育课、拒绝回答老师的问题等。病人的焦虑程度超出了社会文化环境，心理发育水平相当的个体所应有的正常界限，给患儿带来明显的痛苦，并影响其社会功能。

【诊断标准】

1. 起病于儿童时期。

2. 病人有焦虑、恐惧、强迫或羞怯等异常情绪。

3. 病程至少4周。

4. 能归因于物质的直接作用和一般性疾病，并排除其他精神疾病。

【治疗要点】

主要采取心理治疗、药物治疗与环境调整的综合治疗方法。

1. 认知治疗　通过采取一系列的策略，纠正病人的错误认知，通过疏解情感，调整认知模式，从而改变情绪反应，控制异常的情绪。适用于能独立思考解决、理解问题的儿童。

2. 行为治疗　根据行为理论，通过学习和强化的方式来消除或矫正病人的异常行为，常用的有系统脱敏、冲击治疗、暴露疗法、示范法、阳性强化法、消退法等。

3. 家庭治疗　对家长进行疾病的健康教育，鼓励多和孩子交流，要善于发现和赞扬孩子的优点和能力，多给病人情感支持，并尽可能地为病人提供有利于身心健康的学习生活环境，可促进病人康复。

4. 体育锻炼　可以增强病人的耐受力，使病人养成乐观积极的态度，逐渐形成健康的观念，改善负性情绪。

5. 小组治疗　儿童能在小组中找到归属感和被认同感，与同龄人在一起互相支持和帮助，能够减轻异常情绪，改善社交能力和解决问题的能力。

【护理】

（一）护理评估

1. 健康史　评估母亲孕产史、个人身体状况、家族遗传史等。

2. 生理状况　评估病人的一般状况、生命体征、营养、睡眠等。

3. 心理状况　有无异常的情绪、认知和行为活动等。

4. 社会功能　与同伴交往、学习能力和学业表现。

5. 家庭状况　家庭是否和睦，父母教养方式是否合适等。

（二）护理诊断

1. 焦虑　与担心和亲人分离有关。

2. 恐惧　与惧怕接触陌生环境陌生人有关。

3. 社会交往障碍　与病人异常情绪难以自控有关。

4. 知识缺乏：缺乏疾病相关知识有关。

（三）护理目标

1. 病人的异常情绪逐步减轻或消失。

2. 病人能增加心理和生理上的舒适感，消除焦虑与恐惧。

3. 病人能够正常地进行社会交往活动。

4. 病人与家属能掌握本病基本的相关知识。

（四）护理措施

1. 以耐心、关爱、同情、温和的态度接触病人，取得病人的信任。耐心倾听病人诉说自己的内心体验，鼓励病人多参加集体活动，指导他们如何适应环境，增强克服情绪障碍的信心。

2. 消除能导致病人出现异常情绪的人为因素，尽量消除环境中的不利因素。防止太多的环境变化与刺激，将环境中有可能发生的变化提前告诉病人。

3. 学校和监护人保持联系，互相了解，为病人创造良好的生活与学习环境，解除病人的精神压力。锻炼病人的独立社交能力，对病人的进步要给予充分的肯定。

4. 指导家庭成员如何培养孩子健康开朗、独立自信的性格。使家长掌握教育孩子的正确方式，不要以离别来要挟孩子，对待孩子惧怕上学不要打骂责怪，不要在他人面前训斥，切忌将孩子独自关闭在家中与社会隔离。向家长宣传相关的儿童精神卫生知识，使家长了解孩子常见的问题。

微课：儿童青少年精神障碍相关法律及伦理学问题

（五）护理评价

经上述护理措施的实施，评价病人护理问题的改善情况，病人的焦虑情绪是否得到改善；病人的恐惧是否消失或改善等。

（胡　悦）

思考题

张某，男，9岁，小学三年级，身体发育正常。平时在学校听课不认真，注意力不集中，总习惯性地摆弄东西，或在座位上来回晃动，如老师批评，可以安静几分钟，之后又动起来。只要教室外面有动静，总是立刻就转向声音的方向。课间常揪女孩辫子，搞“恶作剧”，欺负其他同学。做作业时边做边玩，学习成绩中下，并经常扰乱别的同学听课学习。还时常情绪不稳，不按他人指示做事情，冲动任性，不听劝告，难以管教。

1. 小张的表现为何种疾病？
2. 应如何进行护理？
3. 作为专业人士应当怎样教导小张的家长对其正确教育？

第十二章

人格障碍病人的护理

学习目标

1. 掌握人格障碍的分型、临床表现及护理措施。
2. 熟悉人格障碍的概念、治疗和共同特征。
3. 了解人格障碍的病因及发病机制。
4. 能对不同类型人格障碍的病人进行有效的护理和健康教育。
5. 具有尊重人格障碍病人的高级情感及与病人建立良好护患关系的意识。

人格（personality）由人格倾向性和人格心理特征两个方面构成，是一个人固定的行为模式及在日常活动中待人处事的习惯方式，是全部心理特征的综合。具体体现在对人或对事的态度、信仰、欲望、价值观和行为方式等方面。人格的形成是由先天生理因素和后天环境因素的影响所决定的，即个体在遗传和环境的交互作用下，逐渐形成独特的身心结构。人格障碍通常开始于童年、青少年或成年早期，并一直持续到成年乃至终生。部分病人在成年后人格障碍有所缓解。

案例导学与思考

案例导学

病人，女，18岁，在校学生。母亲为精神分裂症病人，从小得不到母爱，由奶奶抚养长大，上学主要由姑姑经济支持，从小学开始成绩一直不好，性格内向，不愿与人交往，倔强、固执、争强好胜、易发火。考入职业院校后与家人关系更僵，总认为周围及家庭人员都与自己作对，与同学之间有点儿小矛盾就大吵大闹，甚至做出冲动行为，经常辱骂自己的姑姑和奶奶，认为她们都对自己不好，就是她们害了自己。曾多次拿针头或玻璃片划伤自己的胳膊，询问时告知“划着玩儿的也不疼，过些天伤口就长好了”，结果胳膊上到处是伤疤。

思考：

1. 病人属于哪种人格障碍？
2. 针对病人的情况，护士应采取何种护理措施？

第一节　概　　述

一、概念

人格障碍（personality disorders）是指人格特征显著偏离正常，使病人形成了根深蒂固的异常行为模式，表现出一贯地对环境适应不良，社会功能显著受损。人格的异常妨碍了他们的情感和意志活动，破坏了其行为的目的性和统一性，给人以与众不同的特异感觉，在待人接物方面尤为突出。对人格障碍的判断首先基于个体在情绪、认知、人际关系和对冲动的控制等方面显著偏离主流社会文化，并且对个体的社会功能、人际关系等带来明显的损害或导致主观痛苦。

二、病因与发病机制

人格障碍的病因及发病机制尚未阐明，本病的发生与发展主要与生物、心理、社会等因素有关。

（一）生物因素

1. 遗传因素　研究表明，在人格障碍和其他精神疾病病人的亲属中，患人格障碍和其他精神疾病的比率明显高于正常人，说明人格障碍的发病率与血缘有关，血缘关系越近发生率越高。

2. 病理生理因素　脑电图研究发现，人格障碍的双亲中脑电图异常率较高，50% 的人格障碍病人常有慢波出现，与儿童脑电图近似，故有学者认为部分人格障碍是大脑发育成熟延迟的表现。孕期及婴幼儿时期的感染、中毒、营养不良，特别是缺乏充分蛋白质、脂类和维生素的供应，可能是大脑发育不成熟的原因。中年以后人格障碍有所缓解，可能是大脑皮层成熟程度增加的结果。

3. 神经生化因素　内啡肽、5- 羟色胺、去甲肾上腺素、多巴胺等神经递质可能与人格障碍有关，例如反社会性人格障碍可伴发内啡肽水平增高；有攻击行为的人格障碍病人，其脑脊液中 5- 羟吲哚醋酸浓度降低。

（二）心理社会因素

1. 童年期的精神创伤　幼小时期因失去父母关爱并缺乏能替代父母的人，或因被遗弃并受继父继母的歧视、虐待，或因父母亲的脾气不好，经常打骂孩子，或因幼儿及青少年时期遭受侮辱等，久而久之，在情感上变得冷漠，并与他人保持较远的距离，不能将自己的情感融于他人的心境，逐渐导致性格偏差，形成人格障碍。

2. 环境因素　不良家庭与学校教育、不良伙伴与亚文化集团的熏陶，接受了不同于大多数人的社会意识与价值观念，接受大量淫秽、凶杀等内容的小说、影像等文化媒介的诱惑，社会解体、法律不严、有罪不罚的环境等都是滋生异常人格发展与犯罪行为的温床。由于孩子在家庭和社会上受到不良环境的影响，得不到正常的教养，久而久之，他们便形成了与正常社会不相容的人格。尤其是生长于破裂家庭，父母离婚或死亡，父母有酗酒、吸毒、斗殴、偷盗、淫乱行为或有精神病、人格障碍与刑事记录，父母对子女的遗弃、虐待、专制或溺爱、放纵等，均易于形成儿童的异常人格。

3. 教育方式不当　有些家庭过分溺爱孩子，易使孩子产生以自我为中心的思想，听不进去别人的意见，长大后变得无视父母、师长，甚至蔑视学校的规章制度及社会的法制法规；相反，若父母亲或学校老师的教育期望值过高，经常训斥孩子，使孩子在心理上承受巨大的压力，易产生逆反心理，形成人格扭曲。

4. 营养、器质性因素　营养缺乏，如蛋白质、维生素等物质的缺乏，由此所生成的中枢神经系统发育迟缓或不正常可以造成成年以后人格问题。孕期与两岁内婴儿的营养不良，缺乏充足蛋白质、脂类与维生素的供应，影响大脑正常发育，从而影响智力与适应行为的正常发育，影响情绪的稳定性。围生期与婴幼儿的轻微脑损伤，如产伤、窒息、头部外伤、传染病与病毒感染等，也可能是大脑发育不成熟的原因。随着生长发育过程，不良行为逐渐显露，少年期开始表现注意力分散、多动、冲动等人格障碍特征。

三、分型与临床表现

（一）人格障碍的分型

根据《中国精神疾病分类与诊断标准》（第3版）（CCMD-3）和《美国精神障碍诊断与统计手册》（第4版）（DSM-Ⅳ），将人格障碍分为如下类型（表12-1）：

表 12-1　人格障碍分类法

CCMD-3	DMS-Ⅳ
偏执型人格障碍	偏执型人格障碍
分裂样人格障碍	分裂样人格障碍
反社会型人格障碍	分裂型人格障碍
冲动型人格障碍（攻击型人格障碍）	反社会型人格障碍
表演型（癔症型）人格障碍	边缘型人格障碍
强迫型人格障碍	表演型人格障碍
焦虑型人格障碍	自恋型人格障碍
依赖型人格障碍	回避型人格障碍
其他或待分类的人格障碍	依赖型人格障碍 强迫型人格障碍 人格障碍，未注明

（二）各种类型的人格障碍及其主要临床表现

1. 偏执型人格障碍（paranoid personality disorder）　以猜疑和偏执为特点，始于成年早期，男性多于女性。其表现：①对周围的人或事敏感、多疑、不信任，把别人无意或友好行为当成恶意；②无端怀疑别人要欺骗、利用或伤害自己，或有针对自己的阴谋而过分警惕与抱有敌意；③遭遇挫折或失败时，则推诿客观，埋怨、怪罪他人，夸大对方缺点或失误，强调自己有理，易与他人发生争辩、对抗；④易有病理性嫉妒观念，怀疑他人喜欢自己或爱人有外遇；⑤易记恨，自认为受到轻视、侮辱、不公平待遇等耿耿于怀而有强烈的敌意，甚至有回击报复之心；⑥易感委屈，内心常常满怀委屈和怨恨，心胸狭窄；⑦评价自己过高，自命不凡，总感自己怀才不遇、不被重视、受压制、遭迫害，甚至上访、上告，不达目的不肯罢休，对他人的过错不能宽容，固执地追求不合理的权利和利益；⑧忽视或不相信与自己的想法不符合的客观条件，因而很难用摆事实讲道理的方法来改变其想法。

2. 分裂样人格障碍（schizoid personality disorder）　以情感冷漠及人际关系明显缺陷为特点。男性略多于女性。主要表现：①面部表情呆板，对人冷漠，对批评和表扬无动于衷，缺乏情感体验；②常行为古怪、不修边幅、奇装异服、不能顺应世俗，做事目的不明确或行为不合时宜；③性格明显内向或孤僻、被动、退缩，与家庭和社会疏远，独来独往，除生活和工作中必须接触的人之外，基本不与他人主动交往，缺少知心朋友；④言语结构松散、离题，用词不妥、模棱两可、繁简失当，但非智力障碍；⑤爱幻想，别出心裁，脱离现实，有奇异信念（如相信心灵感应、特异功能、第六感觉等）；⑥可有猜疑、牵连、偏离观念及奇异感知体验，如一过性错觉或幻觉。

3. 反社会型人格障碍（antisocial personality disorder）　反社会行为始于15岁之前，属少年行为问题，18岁后才可正式诊断。男性明显多于女性。反社会型人格障碍主要表现：①易冲动，办事常没有目标，经常对别人有暴力行为，对别人的阻挠与干预回报以疯狂地挑衅和报复；②经常会造成扰乱社会秩序的事件，轻则扰乱一个家庭，重则出现刑事犯罪；③缺乏内疚感，以自我为中心，缺乏道德准则，做了坏事或不道德的事情从没有内疚感；④冷酷无情，表面上看起来很有魅力，似乎智商很高，但缺乏爱心，冷酷无情，爱说谎话，不诚实；⑤生活层次低下、社会活动层次低下，从小就染上恶习，长期空虚无聊，经常出入不良场所，甚至酗酒、吸毒、强奸等；成年后习性不改，成家后不能很好地履行做父母的责任，易激惹、冲动，难与配偶、家属和朋友保持持久、密切和负责的关系，很难在接受教育、谋求职业与经济收入方面获得成功。

4. 冲动型人格障碍（aggressive personality disorder）　以情绪不稳定及缺乏冲动控制为特征，伴有暴力或威胁性行为的爆发，男性明显多于女性。常表现：①人际关系强烈而不稳定，时好时坏，几乎没有持久的朋友；②情感爆发时，对他人可有暴力攻击，也可自杀、自伤；③在日常生活和工作中同样表现出冲动性，缺乏目的性和计划性，做事虎头蛇尾，很难坚持需长时间才完成的某一件事；④情绪不稳，易激惹，易与他人发生冲突，可因点滴小事爆发强烈的愤怒情绪和攻击行为，难以自控，事前难以预测，发作后对自己的行为虽懊悔，但不能防止再发。

5. 表演型（癔症型）人格障碍（hysterical personality disorder）　以过分感情用事或夸张言行吸引他人注意为特点。患病率两性无明显差异。主要表现：①爱表现自己，行为夸张、做作，犹如演戏，经常要引起别人注意，为此常哗众取宠、危言耸听，或在外貌和行为方面表现过分；②情感体验较肤浅，情感反应强烈易变，常感情用事，按自己的喜好判断事物的好坏；③常渴望表扬和同情，爱撒娇，任性、急躁、心胸狭窄；④爱幻想，不切合实际，夸大其词，可掺杂幻想情节，缺乏具体真实情节，难以核实和令人相信；⑤以自我为中心，主观性强，强求别人符合其需要或意愿，不如意时则强烈不满，甚至立即使对方难堪；⑥暗示性强，意志较薄弱，容易受他人的影响或诱惑；⑦喜欢寻求刺激而过分地参加各种社交活动，甚至卖弄风情，喜爱挑逗，给人以轻浮的感觉。

6. 强迫型人格障碍（obsessive-compulsive personality disorder）　以过分的谨小慎微、严格要求与完美主义及内心的不安全感为特征。男性是女性的2倍。常表现：①对任何事物都要求过严，循规蹈矩，按部就班，否则感到焦虑不安，并影响其工作效率；②常有不安全感，往往穷思竭虑或反复考查，对计划实施反复检查、核对，唯恐有疏忽和差错；③拘泥细节，甚至对生活小节也要程序化，有的好洁成癖，若不按照要求做就感觉到不安，甚至重做；④主观、固执，要求别人也要按照他的方式办事，否则即感不愉快，往往对他人做事不放心；⑤遇到需要解决问题时常犹豫不决，推迟或避免做出决定；⑥过分沉溺于职责义务与道德规范，责任感过强，过分投入工作，业余爱好较少，缺少社会往来，工作后常缺乏愉快和满足的内心体检，相反，常有悔恨和内疚；⑦常过分节俭，甚至吝啬。

7. 焦虑型人格障碍（anxious personality disorder）　以一贯感到紧张、提心吊胆、不安全及自卑为特征。常表现：①持续与泛化的紧张感与忧虑；②相信自己在社交上笨拙，没有吸引力或不如别人；③在社交场合总过分担心被人指责或拒绝；④除非肯定受人欢迎，否则不肯与人打交道；⑤出于躯体安全感的需求，在生活作风上有很多限制，惯性地夸大日常处境中的潜在危险，而又回避某些活动的倾向；⑥对拒绝和批评过分敏感，因此，由于担心批评、指责或拒绝，回避与人密切交往的社交或职业活动。

8. 依赖型人格障碍（dependent personality disorder）　以过分依赖、害怕被抛弃和决定能力低下为特征。常表现：①请求或愿意他人为自己生活中大多数重要事情做决定；②将自己的需求附属于所依赖的人，过分顺从他人的意志，宁愿放弃个人的乐趣、人生观，只要他能找到一座靠山，时刻得到别人对自己的温情就心满意足了；③不愿意对所依赖的人提出要求，即使是合理的要求，也处处委曲求全；④由于过分害怕不能照顾自己，在独处时总感到不舒服或无助；⑤沉陷于被关系密切的人所抛弃的恐惧之中，害怕孤立无援；⑥没有别人过分的建议和保证时做出日常决定的能力很有限，总把自己看作无依无靠、无能、缺乏精力的人。

微课：人格障碍临床表现

四、诊断标准

《中国精神疾病分类与诊断标准》（第3版）（CCMD-3）对人格障碍的诊断标准如下：

1. 症状标准　个人的内心体验与行为特征在整体上与其文化所期望和所接受的范围明显偏离，而且这种偏离是广泛、稳定和长期的，并至少有下列一项。

（1）认知（感知及解释人和事物，由此形成对自我及他人的态度和行为方式）的异常偏离。

（2）情感（范围、强度及适当的情感唤起和反应）的异常偏离。

（3）控制冲动及满足个人需要的异常偏离。

2. 严重标准　特殊行为模式的异常偏离，使病人感到痛苦或社会适应不良。

3. 病程标准　开始于童年、青少年期，现年18岁以上已持续2年。

4. 排除标准　人格特征的异常偏离并非躯体疾病或精神障碍的表现及后果。若是躯体疾病所导致人格特征偏离正常，乃是原发疾病的症状，这种人格的变化称为人格改变。

五、治疗要点

人格障碍的病人治疗较为困难，通常在发生严重违法乱纪事件后由相关部门要求鉴定就诊，治疗效果有限，预后欠佳。治疗以心理治疗为主，药物治疗为辅。

（一）心理治疗

人格形成以后，改变很难。心理治疗主要是通过深入接触，与病人建立良好的关系，帮助其认识自己的个性缺陷，进而使其明白个性是可以改变的。训练病人适应环境的能力，选择适当职业的建议与行为方式的指导，帮助病人建立良好的行为模式，并对其出现的积极变化予以鼓励和强化。直接改变病人的行为相当困难,但可以让病人尽可能避免暴露在诱发不良行为的处境之中,如攻击性强的人并非在任何场合都有攻击行为,羞涩扭捏的人也不是在任何场所都怕羞。找到激发异常行为的场合或因素对于处理和预防有重要意义,如强迫型人格障碍具有"完美主义"倾向,可以让其从事紧张程度不高、环境比较宽松的工作。

(二)药物治疗

一般而言,药物治疗难以改变人格结构,但在出现异常应激和情绪反应时少量用药仍有帮助。当病人出现精神病性症状时,可服用氯丙嗪、氟哌啶醇等抗精神病药;出现情感不稳定时,可服用碳酸锂、卡马西平来稳定情绪;病人易激动常伴有抑郁,选用抗抑郁药常有较好效果,如服用氟西汀;焦虑明显时可用苯二氮䓬类药物处理。但一般不主张长期应用和常规使用,因延期效果难以肯定。

(三)行为矫正

少数家庭关系极为恶劣而与社会相处尚可的病人,可以到学校或单位住集体宿舍或到亲友家寄养,以克服其任性要挟的行为。个别威胁家庭与社会安全的反社会型人格障碍病人可送进少年工读学校与成人教养机构,参加劳动并限制自由,个人、家庭、社会均可受益。

第二节 常见人格障碍病人的护理

一、护理评估

护理人员应利用沟通与观察的技巧,从生理、心理、社会等方面收集病人各项资料。

(一)健康史

1. 现病史 人格障碍的特点是早年开始于童年或少年,到青春期开始定型。对病人的认知活动、情感活动以及意志行为等方面进行详细了解和评估。认知方面是否有多疑、偏执、被害感、嫉妒、强迫观念以及对自己行为的认知情况;情感活动方面是否有焦虑、抑郁、害怕、紧张、欣快、情感不稳、冷漠、愤怒、敌视等,了解情感活动与思想内容、环境是否协调,情感活动与个人性格特征的关系;意志行为活动方面有无恶作剧行为、暴力行为、冲动行为以及自伤、自残行为,有否奇特的外貌装饰、怪异行为等。评估病人的性格特点、工作态度、人际关系、社会交往以及与周围人相处的情况。病人的营养状况、睡眠情况如何。

2. 既往史 评估病人的疾病史。既往健康状况,既往躯体疾病,既往精神状态情况。有无重大负性生活事件及社会交往能力等。

3. 个人史 评估病人是否为足月顺产者;病人青少年时期的疾病,青少年时期的品行障碍,有无精神活性物质滥用(何时开始、种类、量、方法);父母及家庭对病人的影响;与家人、邻居、亲友、共事者的人际关系;有无被公安、司法部门强制管教及判刑情况。

4. 家族史 评估病人父母及家庭成员对病人所持态度。

(二)生理功能方面

人格障碍以心理和行为问题为主,很少有生理异常表现,但人格障碍与其他疾病同时出现时,亦可出现生理症状。

评估病人的意识状态、生命体征、全身营养状况、睡眠和饮食状况、排泄状况以及生活自理能力情况等。

（三）心理功能方面

人格障碍是人格特质的过度发展和病理性增强。不同的人格障碍有其特有的心理和行为异常表现。如：①偏执型人格障碍病人有无极度的敏感和多疑；②分裂样人格障碍病人有无行为和观念奇特和情感冷漠的特点；③反社会型人格障碍病人有无对抗社会行为或犯罪史；④冲动型人格障碍病人有无情感爆发、难以自制的冲动行为；⑤表演型人格障碍病人有无以自我为中心和过分夸大言行来表现自己的特点；⑥强迫型人格障碍病人有无过分谨小慎微、严格要求或追求完美的特点；⑦焦虑型人格障碍病人有无经常性紧张、焦虑的特点；⑧依赖型人格障碍病人有无缺乏自信和过度依赖的特点；⑨边缘型人格障碍病人有无性情不稳定和承受压力无能的特点；⑩自恋型人格障碍病人有无过分夸大自我重要性的特点。

（四）社会功能方面

人格障碍病人由于其思维和行为方式与现实的文化不一致，所以经常出现人际关系紧张。如：①偏执型人格障碍病人由于经常表现出严肃认真，敏感多疑，固执死板，很难与别人相处，过度自信，凌驾于他人之上，人际关系不融洽，缺乏知心朋友；②分裂样人格障碍病人情感淡漠，性格孤僻，远离社会，长期缺乏与他人接触，得不到他人的关心；③反社会型人格障碍病人不懂得也不可能真正关心和爱护他人，常常把所有的感情都倾注在自己身上，为了满足自己的需要，常利用、唆使别人，遭伤害的往往是亲人和朋友；④冲动型人格障碍病人常常因为微小的刺激引起争吵、冲动，甚至暴力伤人，周围朋友很少，亲人也因产生恐惧心理而疏远病人；⑤表演型人格障碍病人往往人际关系肤浅，总想操纵支配别人，他们采用戏剧、夸张式的行为和举止经常扰乱社会关系；⑥强迫型人格障碍病人严肃、固执，任何细节都安排得井井有条，常常对外界缺乏情感反应，往往会对家人和社会产生怨恨；⑦焦虑型人格障碍病人对别人的批评或评论相当敏感，常常回避社会，脱离某些日常活动；⑧依赖型人格障碍病人总是想方设法地摆脱责任，生怕惹人不高兴而被别人抛弃，从而没人照顾自己，当感到人际关系紧张或有冲突时，往往非常焦虑不安；⑨边缘型人格障碍病人经常把敌意投向所依赖的人，人际关系紧张而不稳定，把亲戚和朋友搞得精疲力竭；⑩自恋型人格障碍病人头脑中充满无限的成功、权利、智慧和幻想，而忽视他人的感受，其行为常造成与他人的社会关系紧张。

二、护理诊断

1. 有个人尊严受损的危险　与敏感多疑有关。
2. 有对他人 / 自己施行暴力行为的危险　与不能控制冲动、充满敌意和情感不成熟有关。
3. 焦虑　与内心空虚、自尊低下和过度紧张有关。
4. 自我认同紊乱　与缺乏自信有关。
5. 社会交往障碍　与不能正确地自我评价和缺乏人际沟通技巧有关。
6. 思维过程改变　与固执、缺乏道德准则、性情不稳及不适应社会心理有关。
7. 应对无效　与急切满足眼前的欲望或心愿、自私及操纵行为有关。

三、护理目标

1. 病人能学会控制情绪的方法，控制暴力行为。不发生冲动伤人、毁物的行为。
2. 病人能用语言表达愤怒和受挫感，采用社会能接受的方式发泄不满，而不用进攻行为，控制冲动的意识有所增强。

3. 病人能说出自己的正向观点和感受。

4. 病人能逐渐接受护理人员及其他人对自己有利于身心健康的帮助，最终能与他人建立满意的人际关系。

5. 病人能以社会可接受的态度与他人沟通。

6. 病人能现实地评价自我，说出影响社交活动的感觉。能与其他合适的人一起从事一些日常活动，增强与他人相互作用，提高沟通技巧，并与他人相处共事。

7. 病人的自信心逐渐增强，开始需在外界的协助下做些简单的工作，逐渐能独立生活和工作。

四、护理措施

（一）安全和生活护理

护理人员应与病人建立良好的护患关系，充分理解病人，并帮助病人找出影响人际关系的因素。提供安全、安静的环境，避免各种刺激因素，稳定病人的情绪，保证病人用药安全。充分尊重病人，显示出护理人员是随时可以依靠的人。随着护患关系的密切，护理人员应教给病人一些社会交往技巧，以便使病人能够扩大自身与外界的接触，参加必要的活动。要以和蔼友善的态度对待病人，当病人感觉到跟你愉快相处时，他们的怀疑也就少了。鼓励、陪伴病人参加作业劳动、体育、文艺等群体活动，让病人感受到与他人受到同等尊重，自己未被遗弃，并通过集体活动感染和学习他人的良好行为。

（二）症状护理

1. 针对偏执行为的护理　偏执型人格障碍病人由于多疑，故习惯于独处，常把自己与他人分开，以减少彼此间的烦恼。护理人员应帮助病人找出并表达影响社交的因素和感受，再纠正受损的社交能力。在与病人进行交流时，要清楚简单地说明问题，以减少病人的误解。在病人能信任他人之前，先让病人同所信任的人进行交往。应鼓励病人参与集体活动，但要避免竞争，因偏执型人格障碍病人对小的细节、符号，以及不起眼的怠慢都很敏感，会引起发怒。对偏执型人格障碍病人不要过分的热情，以免因过分热情引起病人多疑。

2. 针对冲动行为的护理　反社会型人格障碍和边缘型人格障碍病人忍受挫折的能力非常低，做事无计划，只针对眼前的利益，草率行事，缺乏考虑，常出其不意，动辄冲动，经常由冲动导致进攻及恐怖行为。护理人员要探究诱发冲动的因素，讨论这些行为给病人自己及他人带来的危害及痛苦，共同探讨用其他的方式代替冲动。

3. 针对进攻行为的护理　进攻是指任何语言或非语言的、现实或潜在的针对他人或事物的凌辱。经常发生在反社会型人格障碍病人的个人需要未能如愿时，如个人的名声、地位、基本需要、愿望、欲望等。护理人员首先应与病人一起找出诱发因素，如觉察进攻兆头，鼓励病人用语言表达感受，发泄受挫感，而非采用进攻行为。还要帮助病人掌握解决问题的技巧以应付挫折和紧张的心理。当病人无法调节自己的愤怒心情，即将要对别人发起进攻或有暴力行为时，护理人员应清楚、明确、严肃地向病人讲明破坏行为将造成的后果，及时制止病人的行为，并让他知道应对自己的行为负责。必要时可以考虑给予隔离或约束，也可根据医嘱用镇静药物控制进攻行为。

4. 针对自残行为的护理　护理人员首先要对有自我伤害史病人的伤害行为方式进行评估，探索病人在自残行动前的异常想法，并帮助病人回忆自残想法出现时的情景，找出过去引起敌意的人际关系情况。密切观察病人的行为变化，与病人共同探讨如何将愤怒的感觉（或情绪）进行合理的疏导。并与病人商讨制订一个协议，如果病人不能控制自己的情绪，一定要去寻求护士帮助。帮助病人探索采用建设性（而不是消极的破坏性）的方式表达不满情绪，鼓励病人用语言表达愤怒，对此护理人员要给予表扬和鼓励。协助病人找出社会上能够接受的其他行为方式来疏导焦虑和压力，而非采用自残行为。一旦有自残行为发生，护理人员应调节自己的情绪，既关心病人，积极地抢救病人的生命，又不能过分关注自残后的伤口情况，应注意病人导致自残的想法和感觉，必要时应用防自杀措施。

5. 针对依赖行为的护理　护理人员应鼓励病人说出现存的压力问题，指导家庭成员支持病人独立以增强其自尊心。一般来讲，尽量满足病人的要求，但在不使病人感到难堪的前提下，对病人的过多要求给予适当的限制。让病人知道由于自己的过多要求给本人及他人所带来强烈的情感反应。有依赖行为的病人总是被动的，设法让别人高兴，不敢提问题，所以，护理人员要鼓励病人提问题，获得信息，制订决策。病人常不能履行成人的责任和义务，应指导他们计划家庭支出，合理花销。

6. 针对表演型行为的护理　护理人员必须理解：表演型人格障碍病人过分地表现自己是由于他们内心无比的痛苦，因此，他们想用戏曲性、夸张性的言行举止来抵消内心消极的感觉。针对病人的表演性言行，护理人员要保持镇静，用专业性、治疗性的沟通技巧与病人接触，对其夸张的言行要保持中立态度，避免在情感上被病人影响。要应用更成熟的语言与病人沟通，避免用富于情感或模棱两可的语言。护理人员应教给病人在各种情境中与其他人相处的技巧，扮演合适的角色，帮助病人澄清自己的感觉，用合适的方式表达自己。由于病人的情感相当脆弱，所以，要评估病人在遇到危机时是否有自杀或自残的行为。

7. 针对强迫行为的护理　护理人员要客观地看待有强迫行为病人的人格特征，及时地觉察病人的焦虑情绪，鼓励病人用语言表达情感，特别是用语言表达和发泄愤怒和不满的情绪。帮助病人找出在何种情况下产生焦虑的感觉，以及焦虑时病人应如何应对。提供一些适宜的方式来处理情感问题，找出病人的强项和弱项，以病人能接受的方式给予反馈。确定病人每次强迫观念或强迫行为的持续时间，逐渐缩短用在这些仪式上的时间。鼓励病人评价自己实现预期护理目标的情况，与他们讨论如何发现自己的新变化，观察强迫行为改变情况，并与最初的评估水平相比较。对强迫行为病人的护理不能操之过急，病人长期形成的人格特征是适应内心焦虑情绪的防卫机制。一方面，护理人员应在短时间内暂时接受病人的强迫观念和强迫行为，因为立即取消病人的防卫机制会使其更加焦虑；另一方面，可采取个别心理治疗和增加体育锻炼或体力活动，以减轻精神紧张，逐渐体会生活的丰富和乐趣，改善强迫紧张的生活方式。

微课：人格障碍症状护理

（三）心理护理

1. 与病人建立良好的护患关系　护士要主动接触病人，体现对病人的尊重和关怀，了解其心声、理解其感受、满足其合理需求，以取得信赖。

2. 正确的心理疏导措施　在良好的护患关系基础上，适时地以诚恳的态度，明确地告知病人，不能接纳其不合理的行为。与病人讨论、分析不良行为对人对己的危害性，并鼓励其改变。要求病人尊重他人的人格和人权，对个人需求不能只考虑自己满足，避免由此引发的不适当的人际交往和不良行为，必须学会凡事要为别人着想，逐步做到能根据实际情况，适当延迟满足个人的愿望。

3. 行为治疗时的心理护理　行为治疗时，要注意了解病人的特长和优点，创造条件让其表现个人的合理行为，当理想的行为出现时，及时给予鼓励和肯定，逐步学会人际交往，培养正向情感。帮助病人建立正确的价值观和人生观，树立信心，努力纠正自身的个性缺陷。

（四）健康教育

1. 对病人　帮助病人逐渐认识自己的精神状态，了解相关知识，认识病态行为方式对其身体和心理的危害，以及给家庭和社会带来的严重后果。帮助病人建立正确的价值观和社交关系。使病人建立正常健康的生活方式和行为习惯，培养良好的兴趣爱好。人格障碍的特点决定了病人行为方式的改变非常缓慢，治疗及护理的目标应注重长期目标，短期目标必须与现实情况相符合。

2. 对社会和家庭　一般来说，与人格障碍形成密切相关的品行障碍，在童年或少年阶段即可出现，并贯穿整个生命过程，因此，儿童时期的预防尤为重要。要重视儿童早期教育；家庭、幼儿园、学校要对孩子的不良行为及时纠正；社会应大力开展心理健康的宣传，实现家庭和睦，使孩子在民主和谐的家庭环境中健康成长。学校教育要提倡团结友爱、互相帮助；社会要创造一个良好的人际关系和生活氛围，从而有利于人格的健康成长和不良行为的纠正。教会家属为病人创造良好的家庭环境，锻炼病人的生活和工作能力，指导家属学会识别、判断疾病症状的方法，使病人家属了解督促和协助病人纠正异常行为、定期复查的重要性。

五、护理评价

经过上述护理措施的实施，病人是否能控制暴力行为，能否正确表达自己的情感；能否用语言表达自己的愤怒和受挫感；能否说出自己的正向观点和感受；病人能否与人建立良好的人际关系，并能主动与人交往；病人的行为是否符合社会规范，能否控制自己的行为；能否独立生活和工作。

（张新烈）

思考题

病人，男，20岁，在校大学生，汉族，其父是某公司经理，母亲经营一家饭馆，二人因工作忙，无力照顾小孩儿，病人从小就寄养在外婆家，在农村小学一直读到初中毕业，因外公外婆从小就溺爱孩子，管教不严，加之小孩儿自己感觉家里条件比农村小孩优越，所以从小就挥霍无度，脾气暴躁，常常欺负其他同学，不听老师管教。曾拿火柴将女同学的辫子点着，经常和一些不良青年混在一起抽烟、喝酒，学习成绩一直很差，经常谩骂、顶撞同学和老师。初中毕业后考入某中专学校上学，多次酒后破坏公物，敲诈低年级同学钱财，学校给予处分后仍不悔改。与父母没有感情，经常顶撞甚至谩骂父母，并威胁父母要自杀，父母也无计可施。经对口招生进入专科院校后仍性格暴躁，喜怒无常。上学期间与一女同学谈对象，因女方不能忍受其性格提出分手，病人就经常到女生宿舍和家门口纠缠，甚至威胁要杀其全家。最近一年沉溺于网吧，因多次赖账和老板发生冲突而惊动公安部门。

请分析：

1. 此病人属于哪种人格障碍？
2. 应为该病人实施什么护理措施？

第十三章 精神障碍病人常用治疗与护理

学习目标

1. 掌握各类精神药物的适应证和禁忌证、常见不良反应及处理。
2. 熟悉电痉挛治疗、心理治疗、工娱治疗的护理。
3. 了解常用精神药物的作用机制。
4. 能对服用精神药物出现不良反应的病人进行护理。
5. 具有尊重病人的高级情感,及与病人建立良好护患关系的意识。

精神疾病的治疗方法有很多,包括药物治疗、心理治疗、心理咨询、中医治疗、工娱疗法,以及目前较少使用的胰岛素休克及精神外科疗法。目前在院内主要以药物治疗为主,结合电痉挛治疗,同时辅以各种心理治疗和康复治疗,院外还需要社区和家庭的配合,从而使病人从生理、心理、社会不同的角度得以康复,重新回归家庭和社会。

案例导学与思考

案例导学

赵某,男,41岁,近半年来总觉得有人跟踪自己,认为同事们故意害他,在单位大院烧纸驱鬼。还认为有人在屋里放窃听器而不敢大声说话,认为妻子也在饭菜里下毒害他,常听见有人在议论如何对付他,因而表现闷闷不乐,闭门不出,经常失眠,打"110"报警寻求保护。在当地医院被诊断为精神分裂症,长期服用奋乃静,现在出现身体僵硬、行动迟缓及呆滞,赵某及家属要求停止用药。

思考:

1. 请向病人及家属解释服药后上述症状出现的原因。
2. 针对此现象列出解决方案。
3. 向病人及家属解释能否直接停药。

第一节 精神障碍的药物治疗与护理

精神药物(psychotropic drugs)主要是指作用于中枢神经系统并能影响精神活动的药物。精神疾病的现代药物治疗始于20世纪50年代,1952年出现了第一个抗精神病药物氯丙嗪,治疗精神疾病取得成功。随之1957年制成了第一个抗焦虑药物利眠宁,1958年发现了丙咪嗪的抗抑郁作用,60年代证实了碳酸锂的抗躁狂作用,同时提出了精神药物作用的机制及其一些理论，形成了一门新学科——精神药理学。

目前常用的精神药物，主要包括抗精神病药、抗躁狂药、抗抑郁药和抗焦虑药等。

一、抗精神病药

这类药物早期被称为镇静剂，主要用于治疗幻觉、妄想、思维形式障碍、情感、行为障碍等精神病性症状。

（一）分类

按其药理作用可分为两类：典型抗精神病药（传统抗精神病药）和非典型抗精神病药（非传统抗精神病药）。

1. 典型抗精神病药物　主要药理作用是阻断中枢多巴胺 D_2 受体，竞争性地抑制多巴胺功能，通过减弱多巴胺中脑－边缘通路的过度活动，进而改善精神分裂症的幻觉、妄想、兴奋等阳性症状，但治疗中可产生锥体外系不良反应和催乳素水平升高。

典型抗精神病药物可进一步按临床作用特点分为低效价（高剂量）和高效价（低剂量）两类，前者以氯丙嗪为代表，镇静作用强，抗胆碱能作用明显，对心血管和肝脏毒性较大，锥体外系不良反应较小，治疗剂量较大；后者以氟哌啶醇为代表，抗幻觉、妄想作用突出，镇静作用较弱，对心血管和肝脏毒性小，锥体外系不良反应较大，治疗剂量较小。

2. 非典型抗精神药物　主要药理作用为 5-HT2A 和 D_2 受体阻断。剂量较少或不产生锥体外系症状、迟发性运动障碍和催乳素水平升高。代表药物有氯氮平、利培酮、奥氮平等。这类药物作用广泛，不良反应小，因而病人的依从性高。

临床常用的抗精神病药物（表 13-1）。

表 13-1　常用抗精神病药物

类别	药名	类别	药名
典型抗精神病药	氯丙嗪 奋乃静 氟奋乃静 氟哌啶醇 三氟拉嗪 舒必利 五氟利多	非典型抗精神病药	氯氮平 奥氮平 喹硫平 利培酮 齐拉西酮 阿立哌唑

（二）临床应用

抗精神病药的治疗作用主要包括：抗精神病作用，如消除或改善精神病性症状；非特异性镇静作用，如控制激越、兴奋、躁动或攻击行为；激活或振奋作用；巩固疗效，预防复发的作用。

1. 适应证　主要用于治疗精神分裂症、预防精神分裂症的复发，及其他疾病伴发的精神病性症状。

2. 禁忌证　严重的心血管疾病、肝肾疾病、昏迷、高热、血液病、青光眼、药物过敏等，儿童、老人及孕妇慎用，哺乳者禁用。

3. 急性期治疗　首次发作、起病或病情复发、加剧病人的治疗，均应视为急性期的治疗。

（1）药物的选择：主要取决于不良反应、病人个体差别、靶症状、药物的作用以及不良反应的差别。因此应根据病人精神症状、年龄、躯体状况、既往用药情况合理选择用药。

（2）用法和用量：对于合作的病人，一般采用口服给药。口服用药时，通常采用逐渐加量法，从小剂量开始，一般1~2周逐渐加至有效治疗剂量。急性症状在有效剂量治疗2~4周后可开始改善。药物的治疗剂量应个体化。老年、儿童应酌减。一般不主张联合用药，以免增加药物不良反应。抗胆碱药物尽可能不做预防性使用。对于兴奋躁动较严重、冲动、敌对、不合作或不肯服药的病人，常采用注射给药法。注射给药应短期使用，固定好病人的体位，避免折针等意外发生。采用深部肌内注射，根据需要每天1~2次。由于这类药物对人体局部组织有强烈的刺激作用，注射3~5次局部可产生硬块，因此不宜长期注射，病情稍加控制后改为口服治疗。

4. 维持治疗 6~8周的急性期治疗后，即转为长期的维持治疗。抗精神病药物的长期维持治疗的目的是预防和延缓精神症状的复发，提高药物依从性，恢复社会功能，回归社会。一般传统药物的维持剂量为治疗剂量的1/4~2/3，减量须缓慢。

（三）常用的抗精神病药物

1. 氯丙嗪（chlorpromazine） 有较强的镇静和抗M胆碱作用，对于控制兴奋、躁动，消除幻觉、妄想有效。

2. 奋乃静（perphenazine，trilafon） 有较强的抗DA2受体作用，可以引起锥体外系症状反应。抗精神病作用较强，镇静作用较弱。

3. 三氟拉嗪（trifluoperazine，stelazine） 具有较强的抗DA2受体作用，对幻觉、妄想、被控制感、被洞悉感等症状较好。也适用于情感淡漠、行为退缩的病人。

4. 氟奋乃静（fluphenazine） 为强效的抗精神病药物，抗幻觉、妄想作用快而强，适用于偏执型及紧张型精神分裂症，对慢性精神分裂病人有振奋和激活作用，易引起锥体外系反应。

5. 氟哌啶醇（氟哌丁苯，haloperidol） 抗幻觉、妄想和控制兴奋作用较好，适用于精神分裂症、躁狂发作。对心血管、肝的不良反应较轻。小剂量的氟哌啶醇对老年病人较为适宜。锥体外系反应较为严重且常见。

6. 五氟利多（penfluridol） 是长效抗精神病口服药物，作用时间长达1周，抗精神病作用较强，治疗范围较广，但镇静作用较弱，锥体外系反应比较重且常见，适用于维持治疗。

7. 氯氮平（clozapine） 具有明显的中枢和外周抗肾上腺素和抗胆碱作用，镇静作用强。小剂量时，可以改善顽固的睡眠障碍。对幻觉、妄想和兴奋、躁动的症状效果较好。同时对情感淡漠、行为退缩及其他药物治疗无效的病人，也有效果。锥体外系症状反应较少见，主要不良反应为抗胆碱能作用，可引起心动过速、便秘，流涎比较明显，较易引起粒细胞缺乏，应用时应定期查白细胞数。

8. 奥氮平（olanzapine） 化学结构和药理作用与氯氮平类似。对认知功能障碍和伴发的抑郁症状也有效。对血象无明显影响。其半衰期长，故可一日一次给药。锥体外系反应少见，治疗依从性较好。主要不良反应为头晕、嗜睡、便秘、体重增加等。

9. 舒必利（sulpiride） 该药具有兴奋、激活作用，对慢性精神分裂症的孤僻、退缩、行为不主动、情感淡漠以及木僵等精神运动抑制症状疗效显著。小剂量有助于改善病人的焦虑、抑郁情绪。还适用于幻觉、妄想等症状。主要不良反应为高催乳素血症等内分泌变化，如体重增加、泌乳、闭经、性功能减退等，锥体外系反应较少出现。

10. 利培酮（risperidone） 对精神分裂症阳性、阴性症状以及认知功能障碍和伴发的抑郁症状有效。70%以上的病人治疗剂量为3mg以下，较大剂量可能出现锥体外系反应，要缓慢加量。由于有效剂量小、用药方便、锥体外系反应轻、抗胆碱能作用及镇静作用小，治疗依从性较好。适于治疗急性和慢性病人。主要不良反应为头晕、激越、失眠等。

（四）常见不良反应及处理

抗精神病药物的药理作用多，其不良反应也较多。因此处理和预防药物的不良反应与治疗原发病同等重要。

1. 锥体外系不良反应及处理　其产生原因是药物阻滞了基底核的多巴胺受体，使原本平衡的多巴胺和乙酰胆碱失衡，多巴胺系统受抑制，乙酰胆碱系统相对亢进，因此会产生药物不良反应。主要表现为：

（1）急性肌张力障碍：多出现在治疗早期，男性和儿童较女性更常见。表现为斜颈、角弓反张、动眼危象、吐舌、面部怪相、躯干或肢体的扭动性运动等。容易被误诊为破伤风、癫痫等疾病，需注意鉴别。处理：肌内注射东莨菪碱 0.3mg 可迅速缓解，必要时减量或停药，加服盐酸苯海索，或换服锥体外系反应低的药物。

（2）类帕金森综合征：最为常见，常在治疗早期发生。具有静止性震颤、运动迟缓、肌张力增高及姿势步态异常等特征。处理：如出现症状可用盐酸苯海索（安坦）2mg，每日 2~3 次，必要时减量或换药。

（3）静坐不能：多数病例发生于药物治疗早期。表现为来回走动、坐立不安、不能静卧伴焦虑情绪等。易误诊为精神病性激越或病情加重，有时甚至会错误地增加药物剂量，从而使症状加重，应引起重视。处理：口服苯海索、安定或心得安可缓解症状，必要时应减量或换药。

（4）迟发性运动障碍：是长期大量应用抗精神病药物引起的另一种锥体外系不良反应。病人用药时间越长，发生率越高。特点为不自主、有节律的刻板式运动，如吸吮、鼓腮、舔舌、咀嚼和舞蹈样动作等。处理：目前尚无有效治疗药物，关键在于预防；逐渐减药量，换用锥体外系反应较小的药物，并停用抗胆碱能药。

2. 心血管系统不良反应及处理

（1）直立性低血压：大多发生在治疗初期，注射给药时易发生，故注射给药后至少卧床半小时。一旦发生直立性低血压，轻者应去枕平卧或取头低足高位。密切观察生命体征，尤其注意监测血压。严重者可遵医嘱静脉滴注升压药，如去甲肾上腺素或 α 肾上腺素受体激动剂间羟胺（阿拉明），禁用肾上腺素。

（2）心律失常和猝死：一旦发现应立即停药，并密切观察病人的表现，给予相应处理。

3. 恶性综合征　较为少见。主要表现为高热、震颤、肌肉强直、心悸、多汗、意识障碍等，可迅速并发感染、心力衰竭、休克而死亡。一旦发现应立即遵医嘱停用抗精神病药物，物理降温，预防感染，采取各种对症治疗、支持治疗。

4. 粒细胞减少　以氯氮平治疗的发生率最高，故应在用药前后定期检测血常规。

5. 肝功能损害　以氯丙嗪治疗初期较为多见，一旦出现应立即停药，并积极进行保肝治疗。

6. 其他　流涎、便秘、皮疹、视物模糊、内分泌及代谢改变也不少见，如女性病人可出现闭经、泌乳等，男性病人可出现性功能障碍，一般不需处理，停药后可恢复。

二、抗躁狂药

抗躁狂药又称为心境稳定剂，常用的是碳酸锂（lithium carbonate）。还有其他抗躁狂药物，如抗精神病药物氯丙嗪、氟哌啶醇等对躁狂发作疗效较好；抗癫痫药物卡马西平和丙戊酸钠是锂盐的重要辅助药物，对治疗急性躁狂和预防躁狂复发均有效，尤其是躁狂病人对锂盐治疗无效、不能耐受锂盐不良反应和快速循环发作的，用卡马西平效果较好。与锂盐合并预防双相障碍病人复发，其疗效较锂盐与抗精神病药物合用要好。每日 400~800mg，从小剂量开始，分 2~3 次服用。卡马西平还具有抗胆碱能作用，治疗期间病人会出现视物模糊、口干、便秘等不良反应，也可出现白细胞和血小板减少引发再生障碍性贫血，以及对肝脏的损害，长期使用应定期检查肝功能、血常规和尿常规，故临床上使用卡马西平较为慎重。此外，丙戊酸钠（valproate）、氯硝西泮（clonazepam）对躁狂发作有效。下面重点讲解锂盐。

1. 临床应用

（1）适应证：主要用于躁狂症的治疗。对双相情感障碍的躁狂或抑郁发作有预防作用。也可用于治疗精神分裂症的情感症状和冲动攻击行为。

（2）禁忌证：急慢性肾炎、肾功能不全、严重心血管疾病、电解质紊乱、重症肌无力、妊娠头 3 个月以及缺乏、低盐饮食者禁用。哺乳期妇女服药期间应停止哺乳。

（3）常用剂量：碳酸锂有效剂量范围为每天 750~1 500mg，维持剂量为每天 500~750mg。

2. 常见不良反应及处理　锂在体内无代谢变化，95% 随尿排出。锂在肾脏会与钠竞争性重吸收，故缺钠或有肾脏疾病的病人易导致体内锂蓄积中毒，因此服锂的病人应及时补钠以防中毒。同时，需监测血锂浓度，根据血锂浓度调整用药剂量。

（1）早期不良反应：无力、嗜睡、手指震颤、厌食、上腹不适、恶心、呕吐、腹泻、多尿、口干等。

（2）后期不良反应：由于锂盐的持续摄入，病人可表现多尿、烦渴、体重增加、甲状腺肿大、黏液性水肿、手指细震颤。粗大震颤提示血药浓度已接近中毒水平。锂盐干扰甲状腺素的合成，女性病人可引起甲状腺功能减退。类似低钾血症的心电图改变亦可发生，但为可逆的，可能与锂盐取代心肌钾有关。

（3）锂中毒反应：急性期治疗最佳血锂浓度为 0.8~1.2mmol/L，当血锂浓度超过 1.4mmol/L，即可出现碳酸锂中毒。引起锂盐中毒的原因很多，包括肾锂廓清率下降、肾脏疾病的影响、血钠过低、病人服药过量、年老体弱以及严重躯体疾病等。中毒症状包括共济失调、肢体运动协调障碍、肌肉抽动、言语不清和意识模糊，重者昏迷、死亡。

（4）锂中毒的处理措施：一旦出现中毒反应需立即停用锂盐，大量给予生理盐水或高渗钠盐加速锂的排泄，或进行人工血液透析。一般无后遗症。

微课：浅谈碳酸锂

三、抗抑郁药

抗抑郁药物主要用于治疗和预防各种抑郁状态。此外，对强迫症、焦虑症、恐怖症也有效。

（一）抗抑郁药分类

抗抑郁药物目前分为传统抗抑郁药和新型抗抑郁药。传统抗抑郁药包括三环类抗抑郁药（tricyclic antidepressants，TCA）、四环类抗抑郁剂和单胺氧化酶抑制剂。新型抗抑郁药主要包括选择性 5- 羟色胺再摄取抑制药（selective serotonin reuptake inhibitors，SSRIs）、5- 羟色胺和去甲肾上腺素再摄取抑制剂和其他新型抗抑郁药物。

（二）临床应用

1. 适应证　适用于治疗各类以抑郁症状为主的精神障碍，也可用于各种原因引起的抑郁障碍和各种焦虑障碍的治疗。每种抗抑郁药的有效率为 60%~80%。

2. 禁忌证　严重的心、肝、肾疾病，癫痫，青光眼，肠麻痹，前列腺肥大等。

3. 对抑郁症的药物治疗应在明确诊断后尽早实施，避免造成病程慢性化，影响功能恢复和预后。

4. 对抑郁发作应实施全程治疗，急性期治疗至少 3 个月；其中症状完全消失者进入巩固期治疗 4~9 个月，尽量使用原有效药物和原有效剂量。巩固期治疗时间长短可根据病人患抑郁发作的危险因素强弱判断发病年龄小、女性、有家族史、伴随精神病性症状、相对比较难治为易复发的危险因素，巩固期应尽量延长，相反，巩固期可适当缩短。复发病例在巩固期后，视复发次数和频度还应进行 1~5 年的维持期治疗。

（三）临床常用的抗抑郁药

1. 常用传统抗抑郁药　三环类抗抑郁药是临床上治疗抑郁发作的首选药之一，其中丙米嗪是最早发现的具有抗抑郁作用的化合物，其除了阻滞去甲肾上腺素（NE）和 5- 羟色胺（5-HT）再摄取抑制药起到治疗作用外，也具有胆碱能 M_1、去甲肾上腺素能 α_1 和组胺能 H_1 受体阻断作用，药物间相互作用较为突出，且对心脏和肝脏毒性大。其代表药物主要有丙米嗪（imipramine）、氯米帕明（clomipramine）、阿米替林（amitriptyline）和多虑平（doxepin，多塞平）等。应从小剂量开始，根据药物不良反应和疗效，用 1~2 周的时间逐渐增加到最大有效剂量。抗抑郁疗效在用药 2~4 周后出现，病人的睡眠先得到改善。

2. 常用新型抗抑郁药　SSRIs 是 20 世纪 80 年代陆续开发并试用于临床的一类新型抗抑郁药。这类药物选择性抑制胞体膜和突触前膜对 5-HT 的回收，对 NE 的影响很小，几乎不影响 DA 的回吸收，与传统抗抑郁药相比较，不良发反应小，使用安全。近年来这类药物发展很快，出现了多种不同化学结构的新型抗抑郁药物。常用的药物有以下几种。

（1）氟西汀（fluoxetine）：半衰期最长，活性代谢产物半衰期可达 15 天。最理想的剂量是每天 20mg，随着剂量增加不良反应也有所增加。致嗜睡作用轻，有一定的振奋作用；在强迫症和神经性贪食症及减肥的治疗中，剂量相对较大，其不良反应除恶心、呕吐等胃肠道不适外，可有恐惧和烦躁不安；无抗胆碱能作用。

（2）帕罗西汀（paroxetine）：其作用范围广泛，除内源性抑郁，对非典型抑郁发作、脑器质性疾病继发的抑郁都有疗效。适合于伴焦虑的抑郁发作。对惊恐发作、强迫症以及神经性厌食的病人也可以使用。停药太快可发生撤药反应，因此撤药应缓慢进行。常见的不良反应有恶心、呕吐，继续服用会减轻。偶见性功能障碍、荨麻疹等。

（3）舍曲林（sertraline）：适用于各种抑郁症病人。舍曲林对肝脏细胞色素 P450 酶抑制作用弱，故很少与其他药物发生配伍禁忌。

（4）氟伏沙明（fluvoxamine）：适应证和不良反应与其他 SSRIs 类似。日剂量大于 100mg 时可分为 2 次服用。氟伏沙明对肝脏 CYPlA2 酶抑制作用强，应注意相应的药物配伍禁忌。

（5）西酞普兰（citalopram）：适应证与其他 SSRIs 类似。此药几乎没有药物配伍禁忌，安全性较强。

（6）文拉法辛（venlafaxine，博乐欣）：是一种不同于其他抗抑郁药物的具有独特化学结构和神经药理学作用的新型抗抑郁药，为 5- 羟色胺（5-HT）、去甲肾上腺素（NE）再摄取抑制药，通过显著抑制 5-HT 和 NE 的再摄取而发挥抗抑郁作用，其抗抑郁效能较三环类抗抑郁药强或相似，起效快，而 TCA 则需长期给药才有此效能。对多巴胺的再摄取也有轻微抑制作用，对单胺氧化酶无抑制作用，与胆碱能、组胺能、肾上腺素能等受体无亲和力，因而没有与这些受体相关的镇静、口干、便秘、尿潴留及视物模糊等不良反应。中至高剂量用于严重抑郁和难治性抑郁的病人，低剂量时与 SSRIs 没有多大差别，可用于迟滞、睡眠过多、体重增加和非典型抑郁。低剂量时不良反应与 SSRIs 类似，如恶心、激越、性功能障碍和失眠；中至高剂量时不良反应为失眠、激越、恶心以及头痛和高血压。撤药反应常见，如胃肠反应、头晕、出汗等。

（7）曲唑酮（trazodone）和奈法唑酮（nefazodone）：适用于伴有焦虑、激越、睡眠障碍的抑郁发作病人，以及对 SSRI 治疗不能耐受、出现性功能障碍或无效的抑郁发作病人。5-HT 阻滞所致的不良反应为嗜睡、乏力，视像存留少见，初始用药出现激越和流感样症状。曲唑酮镇静作用较强，还可引起阴茎异常勃起。

（8）米安色林（mianserine）和米氮平（mirtazapine）：除抗抑郁作用外，还有较强的镇静和抗焦虑作用，对躯体化症状和睡眠障碍作用明显。有体重增加、镇静的不良反应，少有性功能障碍或恶心、腹泻。米安色林有引起粒细胞减少的报道，应监测血象。

常用的抗抑郁药物（表 13-2）。

表 13-2　常用抗抑郁药物

类别	药名	类别	药名
三环类	丙咪嗪 阿米替林 多虑平	5- 羟色胺再摄取抑制药	帕罗西汀 氟伏沙明 文拉法辛
5- 羟色胺再摄取抑制药	氟西汀 舍曲林 西酞普兰	单胺氧化酶抑制药 四环类	苯乙肼 马普替林

3. 常见不良反应及处理

（1）对自主神经系统的影响：常见有口干、便秘、瞳孔扩大、视物模糊、排尿困难等反应，主要是因药物的抗胆碱能作用所致。在用药过程中可产生耐受，症状会逐渐减轻。在老年人中，有可能导致尿潴留、肠麻痹及使青光眼症状加重等并发症。

处理要点：①向病人积极宣教药物知识，使病人认识到，随着机体对药物适应性增加，躯体不适的感觉会逐渐减轻；②提示病人多饮水，多吃水果和蔬菜；③遵医嘱对症处理，以及按规定的时间和剂量服药。

（2）对心血管系统的影响：常见血压升高、直立性低血压。三环类药物对心脏有一定毒性作用，心电图常可见 P-R 间期延长和 Q-T 间期延长。原有心脏疾病病人，有可能产生严重的传导阻滞或心律失常。

处理要点：监测血压和心电图，一旦发现异常，应立即遵医嘱减药或停药。

（3）对中枢神经系统的影响：具有较强镇静作用的药物，如阿米替林和多塞平等，在用药初期常产生嗜睡、乏力等反应，多数病人能很快适应。部分病人可诱发躁狂发作，被称为“转躁”作用。病人也可出现震颤，双手的细小震颤甚为常见。部分药物会降低抽搐阈值，可能诱发癫痫。

处理要点：遵医嘱应用抗胆碱药可对症治疗；建议病人在服药期间如出现上述不良反应，

应避免从事驾驶、机器操作等工作。

(4) 其他不良反应：如过敏性皮疹、中毒性肝损害，偶见粒细胞减少，可影响代谢致体重增加等。一般不会导致药物依赖，但不宜突然停药，否则可致恶心、呕吐、出汗和失眠等症状。

四、抗焦虑药

抗焦虑药(angiolytic drups)是一类用于消除或减轻焦虑、紧张、恐惧，稳定情绪和具有镇静催眠、抗惊厥作用的药物。主要用于治疗恐惧障碍、广泛性焦虑障碍和惊恐障碍，也可与其他药物合用治疗其他精神障碍伴随的焦虑症状。

20世纪60年代以后，抗焦虑药主要以苯二氮䓬类(benzodiazepines, BDZ)为主，目前常用的有阿普唑仑(alprazolam)、氯硝西泮(clonazepam)、地西泮(diazepam)等。另外非苯二氮䓬类药物丁螺环酮(buspirone)也可用于治疗广泛性焦虑。

1. 临床应用

(1) 适应证：各种焦虑状态、睡眠障碍、癫痫、乙醇戒断症状、手术前给药或短暂麻醉，有松弛肌肉的作用。

(2) 禁忌证：严重心血管疾病、肝肾衰竭、药物过敏或药物依赖、青光眼、重症肌无力、严重意识障碍者等禁用。

2. 常见不良反应及处理　常见的不良反应有嗜睡、头晕/眩晕、过度镇静、无力，记忆力减退等。剂量较大时可出现共济失调、吐词不清，严重时出现脱抑制表现，如失眠、出汗、心动过速、恐惧、紧张焦虑、攻击、激动等，甚至出现呼吸抑制、昏迷，但严重不良反应少见。若与酒精或其他抗精神病药物同时服用可导致死亡。苯二氮䓬类药物由于容易产生耐受性，长期应用可产生依赖性，在突然停药时可产生不同程度的戒断症状(如焦虑、失眠、心动过速、血压升高、惊恐发作等)。苯二氮䓬类药物对胎儿、婴儿有明显影响，以地西泮最明显。

处理措施：遵医嘱使用苯二氮䓬类药物，避免长期使用，如出现戒断症状及时就诊。

五、药物治疗过程中的护理

(一) 护理评估

1. 健康史　包括致病原因、患病时间、发病次数、发病经过、治疗史、用药史、家族史等。

2. 生理方面　包括体重、全血细胞计数、皮肤黏膜等方面；排汗、排尿、排便等方面；血压、脉搏、呼吸及体温情况；姿势、步态、关节活动范围、手的活动能力、日间活动类型、各种感觉、反射与运动协调能力等。

3. 心理社会方面　有无自杀的意念与企图；主要的精神症状；对应激的应对方式；家庭支持系统等情况。

(二) 护理诊断

1. 不依从行为　与缺乏自知力、拒绝服药或难于耐受不良反应等因素有关。

2. 自理能力缺陷　与精神障碍和药物的不良反应有关。

3. 焦虑　与知识缺乏、药物的不良反应等因素有关。

4. 潜在暴力行为的危险(对自己或他人)　与焦虑、难于耐受不良反应等因素有关。

(三) 护理目标

1. 病人用药后精神症状得到改善或缓解，并能坚持服药。

2. 病人的自理能力部分或完全恢复。

3. 病人的焦虑程度减轻或消失。

4. 病人不发生自伤、伤人、毁物行为等。

(四)护理措施

1. 生活护理 精神药物的不良反应常常会影响病人的日常生活,因此要加强药物治疗期间的基础护理。如某些抗精神病药物可引起吞咽困难,轻者进食、进水发生呛咳,重者可出现噎食甚至误入气管而引起窒息。因此,服药时不宜催促病人。对有吞咽困难的病人必要时可鼻饲给药,或改用肌内注射、静脉注射给药。便秘、尿潴留的病人要加强这方面的基础护理,如训练病人定期排便的习惯,鼓励病人多活动,多进食含纤维素丰富的水果、蔬菜。若出现便秘、尿潴留的早期症状,应及时处理。

2. 用药护理

(1)使用正确给药途径与方法:镇静作用强的药物,最好在晚餐后给药,让病人在睡眠中度过药物不良反应的高峰时段,也有助于睡眠。对大脑有兴奋作用的药物不宜夜晚给药。对劝说无效者不可强行灌药,可采取肌内注射、静脉注射或鼻饲等途径给药,口服给药者,确认病人将药服下,防止病人藏药或弃药。

(2)密切观察病人病情变化及用药后的不良反应:精神药物的作用较为广泛,在服药后1~4周出现,不良反应的严重程度与药量的多少、增减药物的速度、个体对药物的敏感性等因素有着密切的关系。再重视病人的精神症状,也不能忽视躯体症状。用药后需持续评估病人的生理状况,如生命体征、血液生化检查、血药浓度等,应仔细了解病人的主观感受,认真观察病人的神情、步态等。如发现严重不良反应要及时处理,以确保其生命安全。

(3)联合用药:同时使用多种药物时,应了解用药的原因,注意配伍禁忌。

3. 安全护理 应认真执行服药制度,保证治疗的安全和效果。严格执行三查八对制度。发药到床,并确保病人把药服下,必要时检查病人的水杯、手与口腔,防止藏药。发药时发药车不能随意放置。

4. 心理护理 大多数严重的精神障碍病人缺乏自知力,不认为自己有病,常不愿接受治疗。因此加强心理疏导,建立良好的护患关系,可促使病人合作和提高治疗依从性。

5. 健康教育

(1)坚持服药:按出院时医师的指导服药,不可自行随意增减药物或停药。若病情未痊愈,药物应由家属保管,家属要定时督促病人服药,每次服完药后要及时检查是否藏药。

(2)定期咨询和复查:长期坚持和医师保持联系以反馈病情,定期复查,根据病情调整药物或剂量,及时进行心理疏导,是预防复发的有力措施。

(3)家庭支持:保持和谐的家庭关系和良好的家庭气氛,家庭成员了解病人的病情及疾病相关的防治知识,尊重和关心病人,有利于防止复发。

(五)护理评价

1. 药物治疗是否达到预期效果,病人的精神症状是否得到改善和控制。病人用药后是否出现了不良反应,病人是否可以在出院后自行服药,是否有经济能力确保其继续服药。

2. 病人的生活自理能力是否得到改善和进步。

3. 病人对疾病和药物治疗是否有正确的态度。

4. 病人是否发生了自伤、伤人、毁物行为。

第二节　无抽搐电痉挛治疗与护理

电痉挛治疗（electric convulsive treatment，ECT）是一种利用短暂适量的电流刺激大脑，引起病人短暂的意识丧失、皮质广泛性脑电发放和全身性痉挛发作，以达到控制精神症状的一种治疗方法。

无抽搐电痉挛治疗（modified electric convulsive treatment，MECT）是在电痉挛治疗的基础上进行的改良，即在 ECT 治疗前使用静脉麻醉剂和肌肉松弛剂对骨骼肌的神经－肌肉接头进行选择性地阻断，使电痉挛治疗过程中的痉挛明显减轻或消失。

一、适应证与禁忌证

1. 适应证

（1）重度抑郁状态，有严重自伤、自杀行为者，精神分裂症有明显自责、自罪。

（2）极度兴奋躁动发作，冲动伤人。

（3）精神药物治疗无效或不能耐受的精神障碍病人。

（4）拒食、违拗及紧张性木僵病人。

2. 禁忌证

（1）全身感染性疾患或体温在 37.5℃以上者。

（2）大脑占位性病变及其他增加颅内压的病变，如脑肿瘤、癫痫、严重的脑血管病等。

（3）严重躯体并发症，如肝、肾、心血管系统及呼吸系统疾患。

（4）严重骨关节病、青光眼、视网膜脱落等。

（5）60 岁以上的老人，12 岁以下的儿童。

（6）孕妇、产后 1 个月以内者。

（7）身体极度虚弱者。

（8）嗜铬细胞瘤。

二、并发症及处理

1. 暂时性记忆丧失　是可逆的，与治疗频率和电量成正比。近期记忆最常受损，在治疗停止后 1~3 个月可恢复，一般不需特殊处理。

2. 头痛、头晕　可能与病人治疗前紧张，无抽搐电痉挛治疗使脑内血管收缩，肌肉、神经等牵拉、挤压有关。

处理措施：①了解头痛的部位、性质、程度、规律，告知病人可能诱发或加重疼痛的因素，如情绪紧张、经常坐起等；②保持环境安静，舒适，光线柔和；③指导减轻头痛的方法，如缓慢深呼吸，引导式想象，冷热敷以及按摩，指压止痛法等；④疼痛剧烈的病人遵医嘱给予镇痛药物，并观察镇痛药物的不良反应及疗效，同时做好心理疏导，鼓励病人树立信心，配合治疗；⑤经休息，停止无抽搐电痉挛治疗 2~3 天后，头晕、头痛症状可自然好转。

3. 骨折与脱位　痉挛发作时若未固定好肢体与关节，可能造成病人骨折或脱位，最易发生的部位是第 4~8 胸椎，其次是长骨骨折，如肱骨、股骨。另外，下颌关节易脱位。

4. 呼吸暂停　在全身强直性痉挛时或痉挛发作后，易发生呼吸暂停现象，此时需保持呼吸道通畅，给予人工呼吸。

5. 其他　部分病人在治疗后可出现恶心、呕吐等症状，有的可出现意识模糊状态，一般在短期内可恢复。ECT 引起死亡的比例很低，一旦发生后果严重，应高度警惕。

三、无抽搐电痉挛治疗过程的护理

1. 治疗前护理

（1）病人准备：①向病人家属详细说明治疗方式、程序、疗效等的相关情况，要给予心理安慰，以减轻病人对治疗的恐惧，并签订知情同意书。②治疗前应为病人测量体温、脉搏、呼吸、血压，如有异常，及时向医生汇报。进行详细的体格检查，包括神经系统检查和必要的辅助检查，并将结果逐项填写在护理记录单上，有异常情况及时报告医师。③治疗前停服抗精神病药物 1 次，禁食、禁水 6h 以上，避免在治疗过程中发生呛咳、误吸、窒息等意外事故；临近治疗前先排空大、小便，取出活动义齿、发夹及各种装饰物品，解开领扣及腰带。

（2）环境准备：治疗室应安静、整洁，布局合理，光线不宜过强，避免其他病人及家属进入，避免喧闹。

（3）用品准备：治疗床、ECT 治疗机、人工呼吸机、心电监护仪、除颤仪、牙垫、抢救车、抢救药物及物品等。

2. 治疗中护理

（1）在治疗时医护人员必须注意力集中、严肃认真，严格按操作规程进行操作。

（2）让病人仰卧于治疗床上，身体放松，为病人口内垫牙垫，并固定其头部紧托下颌，可防止痉挛发作时发生下颌脱位、牙齿损伤或唇舌咬伤。为病人监测血氧饱和度、心电图、脑电图等。

（3）作为助手协助医师做好诱导麻醉，遵医嘱安全、顺序给药。

（4）待病人睫毛反射迟钝或消失、呼之不应、推之不动、自主呼吸停止时，置入牙垫，开始通电治疗。

（5）痉挛发作时，病人的面部及四肢肢端出现细微的抽动，此时注意观察病人血氧饱和度变化，随时使用面罩加压给氧，使血氧饱和度保持在 95% 以上。

（6）痉挛发作后，取出牙垫，使病人头偏向一侧，口中分泌物可自然流出，以防窒息。直至病人自主呼吸恢复、呼吸频率均匀、睫毛反射恢复、血氧饱和度平稳。

（7）待病人自主呼吸恢复并稳定后，取出静脉穿刺针，携带血氧、心电监监护，将病人转运至恢复室继续观察。

（8）整理治疗室，更换用物备用。

3. 治疗后护理

（1）让病人卧床休息，取平卧位，头偏向一侧，以防止发生窒息或吸入性肺炎。

（2）密切观察病人生命体征和意识，有异常时应及时报告医师进行急救处理。

（3）病人完全清醒后，方可离开恢复室，起床时给予扶持，严防坠床、摔伤。可少量进食、进水，切忌大量、急切进食，尤其是固体食物，由于治疗中使用麻醉剂和肌松剂的残余作用易导致噎食等严重意外情况。若病人入睡，不可唤醒急促进食，以免发生噎食。若病人出现恶心、呕吐，应取侧卧位，可暂不进食，严重者应遵医嘱给予对症处理。

（4）部分病人清醒后可有记忆力减退，定向障碍，有时会找不到自己的床等，护理人员或家属要细心照顾病人生活，防止发生走失、摔伤等意外。

（5）观察病人治疗后的不良反应，有无头痛、呕吐、背部及四肢疼痛、谵妄等，如有不适立即报告医生处理。

（6）告知病人及家属请勿开车或操作有危险机械等，否则可能会由于病人的判断力和反应能力不灵敏而发生危险。

（7）治疗后少数病人可能会出现较长时间的意识障碍，治疗全程要有家属或护士陪同并细心照顾病人，以免出现走失、摔伤、交通事故等意外。

第三节　心理治疗与护理

一、概述

心理治疗（psychotherapy）是运用心理学的理论和技巧，通过治疗者与被治疗者的相互作用，来医治病人心理障碍和矫正行为问题的方法。

心理治疗不同于一般的“思想工作”，不是简单的批评教育或安慰劝解。心理治疗是一门理论性、经验性和实践性较强的治疗技术。它应在良好的医患关系（友善、相互信任、非对立的治疗与被治疗者的同盟关系）基础上进行，针对病人的具体问题制订治疗计划，在与病人的治疗性接触中，运用特有的治疗方法减轻、消除病人的痛苦或症状，去掉不良的行为方式，改善其人际关系，提高其适应能力。此外，心理治疗应在自愿的基础上进行，如果病人没有求治的欲望，不愿接受或不能主动配合，治疗就难以进行。心理治疗的方法有很多，不同方法有其各自的理论体系作为指导，同时也各有不同的适应证。目前常用的有支持性心理治疗、精神分析疗法、行为疗法、认知疗法等。

二、精神科常用的心理治疗方法

1. 支持性心理治疗（supportive psychotherapy）　又称一般心理治疗，是利用心理学最基本、最常用的治疗方法，以减少病人的焦虑情绪为主，调整和增加病人的自我意识及环境的应付能力。给病人精神支持，加强心理防御功能，使病人能发挥其潜在的能力来处理问题。一般来说，处于生活危机时期需要一个暂时性的情绪支持的病人，或者是对领悟和内省有过阻抗的病人，比较适合于接受支持性的心理治疗。

2. 精神分析疗法（psychoanalytic therapy）　又称分析性心理治疗。由奥地利精神医学家弗洛伊德于19世纪末所开创的一种特殊的心理治疗方法。其特点是探讨病人的深层心理，识别潜意识的欲望和动机，协助病人认识对挫折、冲突或应激的反应方式，体会病理与症状的心理意义，协助病人对本我进行剖析，解除自我的过分防御，调节超我的适当管制，善用病人与治疗者的移情关系来改善病人的人际关系，调整心理结构，消除内心症结，促进人格的成熟，提高适应能力。

适应证：癔症、心理创伤、性心理障碍、人际关系障碍、焦虑症、抑郁性神经症、强迫症、恐怖症、抑郁发作、适应障碍。

3. 行为疗法（behavioral therapy）　又称行为矫正，是基于严格的实验心理学成果，帮助病人消除或建立某种行为，从而达到治疗目的的一门医学技术。行为疗法主要用于恐怖症、焦虑症、强迫症、性心理障碍及物质依赖等。其基本理论有：①巴甫洛夫的经典条件反射，认为行为的建立，改变和消退都是通过条件反射来完成的；②华生的学习理论，认为无论何种行为都可以习得，也可弃掉；③斯金纳的操作性条件反射，认为行为的后果直接影响行为的增多或减少。

主要治疗技术包括：系统脱敏疗法、冲击疗法、厌恶疗法、阳性强化法、消极练习法、自我控制法、模仿法与认识行为疗法等。

4. 认知疗法（cognitive therapy）　认知疗法就是通过改变人的认知过程和由这一过程中所产生的观念来纠正本人的适应不良的情绪或行为。认知理论认为人的情绪来自人对所遭遇的事情的信念、评价、解释或哲学观点，而非来自事情本身。情绪和行为受制于认知，认知是人心理活动的决定因素，因此治疗的目标不仅仅是针对行为、情绪这些外在表现，而且分析病人的思维活动和应付现实的策略，找出错误的认知加以纠正。

适应证：情绪障碍、抑郁发作、抑郁性神经症、焦虑症、恐怖症、强迫症、行为障碍、人格障碍、性变态、性心理障碍、偏头痛、慢性结肠炎等身心疾病。

5. 生物反馈疗法　实验证明，心理（情绪）反应和生理（内脏）活动之间存在着一定的关联，心理社会因素通过意识影响情绪反应，使不受意识支配的内脏活动发生异常改变，导致疾病的发生。生物反馈疗法是在行为疗法的基础上发展起来的一种治疗技术，是将人体内常不能被感知的生理信息，如脑电波、肌肉紧张度、皮肤电阻、体温、脉搏、心率、血压等，通过现代的电子仪器转换成能被感知的信号，再反馈给病人。同时让病人用放松等技术有意识地调节自身的生理功能，通过反复实践、强化，进行自我控制或调节，以达到治疗与预防的目的。

适应证：原发性高血压、支气管哮喘、紧张性头痛、血管性头痛、雷诺病，能缓解紧张、焦虑、抑郁状态，失眠等。

三、心理治疗过程的护理

1. 治疗前护理

（1）环境准备：环境能减轻病人紧张焦虑的心理，起到稳定情绪的作用。需要提供安静、整洁、无第三人干扰的环境，还要努力营造一种家庭化的温馨氛围，如在心理治疗室内设置沙发、衣帽架、茶几，摆放一些鲜花或盆景，根据情况播放轻音乐，提供饮品和有关心理卫生宣传资料等，让病人感觉到舒服，使之解除顾虑，接受治疗。

（2）背景材料准备：应充分了解病人的心理问题或障碍、性格、家庭、职业、生活习惯、对求治的期望等。在此基础上和病人建立良好的护患关系。

（3）病人准备：预约好的病人应提前到达治疗预备室，让其休息、放松。初步了解病人情况，做好必要的记录和治疗准备。护士对病人进行健康指导，向病人讲解心理治疗的步骤、方法、病人应做的工作等，鼓励病人积极配合医师，使心理治疗取得良好的效果。

2. 治疗中护理　护士应协助医师完成心理治疗工作，如保持环境的安静、收集资料、提供医师和病人需要的帮助以及某些特殊治疗场合（如催眠治疗）的见证人。

3. 治疗后护理　治疗结束后，护士应陪同病人离开治疗室，咨询病人的需求及意见；预约下次治疗的时间，随时收集病人的情况，并及时将信息反馈给医师。对治疗效果不满意的病人应与医师商讨合适的解决方案。

第四节　工娱治疗与护理

工娱治疗（occupational and recreational treatment）是工疗与娱疗的统称，通过工作、劳动、集体的文娱及体育活动丰富和调节病人的住院生活，促进精神病人康复的一种治疗方法。工娱治疗是对急性精神障碍恢复期或慢性精神病人的一种辅助治疗。目前已在国内各地的精神病医院与社区精神疾病防治机构广泛应用。

1. 作用机制 工娱治疗从治疗作用的本质来说，属于心理治疗。它是通过有计划地组织病人参加各种工娱活动，转移病人对病态体验的注意力，缓解精神症状，纠正病态行为，防止精神衰退，提高机体对外界环境的应对能力与疾病的预防能力；陶冶病人情操，改善交往能力，提高病人工作与社交的能力，促进社会功能的恢复，达到工娱治疗的目的。

2. 工娱治疗的组织 由专职的工娱治疗人员负责。负责人员应具备精神障碍专业知识和一定的组织能力、技术操作能力和广泛的兴趣爱好，最好是受过专门训练的护士。专职护士应遵医嘱组织病人开展工娱治疗活动，并对病人工娱治疗的情况进行观察，并做好记录，与医师保持联系。

3. 工娱治疗的内容与方法

（1）文娱活动：可组织病人参加唱歌、跳舞、音乐欣赏，可召开音乐会、舞会、联谊会、茶话会，收看电视、电影，阅读报纸、书籍，练习书法、绘画等。

（2）体育活动：可组织病人晨跑、早操或工间操、健美操、手指操等，开展乒乓球、棋牌类、踢毽、跳绳等比赛。

（3）职业劳动训练：适当组织没有危险性的手工劳动，比如插花、打字等。

（4）学习与健康教育：组织病人每日读报、看新闻；举办各类会议，比如康复经验交流、医学科普知识讲座、治疗期疑难问题咨询会等。

4. 工娱治疗的护理

（1）工娱活动中病人可能会出现各种心理问题，治疗人员要善于引导并要设法解决，使其活动不受影响。当在不影响工作的前提下，可与病人共同参加工娱活动，使病人感到亲切、友好、平等。

（2）根据病人病情和特长选择不同的工娱治疗项目，如病情稳定的病人可安排进行工娱治疗。

（3）在工娱治疗过程中，护士必须注意各种工娱用品的保管与使用，切勿丢失，不定期清点人数、用物，必须要保证病人安全。注意观察病人表现，严防病人利用工娱器具伤人、自杀或出走。治疗完毕，及时书写护理记录，并做好交接工作。

（4）督促和鼓励病人完成各项工娱活动：对兴趣不高的病人，应鼓励其参加；对不愿参加工娱治疗、懒散、卧床的病人，可限期完成定额任务；对技艺生疏、接受能力较差或效率低的病人，应耐心指导他们的操作方法，不可指责、讽刺。为提高病人参加工娱活动的积极性和自觉性，可制订奖励制度，定期召开奖励会，对于表现突出的病人，可给予精神或物质奖励，以达到治疗的目的。

（张树霞）

思考题

病人，男性，25岁，诊断为精神分裂症青春型，经药物治疗5~7天突然出现静坐不能，斜颈，动眼危象。

请分析：

1. 此病人的主要症状是什么？
2. 应为该病人实施什么护理措施？

实 训 指 导

实训 1　精神障碍的基本知识

【实训目的】

1. 识别常见的精神症状。
2. 能够对相似精神症状进行鉴别。

【实训准备】

1. 物品：典型案例、病员服。
2. 环境：精神病专科医院或理实一体化教室。

【实训学时】 1 学时。

【实训方法与结果】

（一）实训方法

1. 案例分析。
2. 识别常见的精神症状。
3. 角色扮演，对精神症状进行辨识。

（二）实训结果

1. 能识别常见的精神症状。
2. 能够对相似精神症状进行鉴别。
3. 体现接纳、关心、爱护病人的高级情感。

【实训评价】

1. 是否能准确识别常见的精神症状。
2. 是否能对相似精神症状进行鉴别。
3. 是否体现出关心、接纳病人的高级情感。

实训 2　精神障碍病人的基础护理

【实训目的】

1. 掌握精神障碍病人的基础护理。
2. 能够对病人实施优质的护理。

【实训准备】

1. 物品　典型案例、病员服。
2. 环境　精神病专科医院或理实一体教室。

【实训学时】 1学时。

【实训方法与结果】

（一）实训方法

1. 案例分析。
2. 掌握精神障碍病人的基础护理。

（二）实训结果

1. 能掌握临床的护理操作。
2. 教会病人做好基础护理。
3. 体现接纳、关心、爱护患者的高级情感。

【实训评价】

1. 是否能掌握精神障碍患者的基础护理。
2. 是否能对病人实施优质的护理。

实训3　精神分裂症病人的护理

【实训目的】

1. 识别精神分裂症的症状。
2. 对精神分裂症病人进行护理。

【实训准备】

1. 物品　典型案例。
2. 器械　约束床、约束带等。
3. 环境　精神病专科医院或理实一体化教室。

【实训学时】 1学时。

【实训方法与结果】

（一）实训方法

1. 案例分析。
2. 识别精神分裂症的症状。
3. 角色扮演，对精神分裂症病人进行护理。

（二）实训结果

1. 能识别出精神分裂症病人的典型症状。
2. 能对精神分裂症病人进行护理。
3. 体现接纳、关心、爱护病人的高级情感。

【实训评价】

1. 是否能正确、全面说出精神分裂症的症状。
2. 是否能对病人实施优质的护理。
3. 是否体现出关心、接纳病人的高级情感。

实训4　神经症病人的护理

【实训目的】

1. 识别神经症的症状。
2. 对神经症病人进行护理。

【实训准备】

1. 物品　典型案例。
2. 器械　治疗床、治疗药物等。
3. 环境　精神病专科医院或理实一体化教室。

【实训学时】 1学时。

【实训方法与结果】

(一)实训方法

1. 案例分析。
2. 识别神经症的症状。
3. 角色扮演,对神经症病人进行护理。

(二)实训结果

1. 能识别出神经症病人的典型症状。
2. 能对神经症病人进行护理。
3. 体现接纳、关心、爱护病人的高级情感。

【实训评价】

1. 是否能正确、全面说出神经症的症状。
2. 是否能对病人实施优质的护理。
3. 是否体现出关心、接纳病人的高级情感。

实训5　人格障碍病人的护理

【实训目的】

1. 能识别不同类型人格障碍的症状。
2. 对不同类型人格障碍病人进行护理。

【实训准备】

1. 物品　典型案例。
2. 环境　精神病专科医院或理实一体化教室。

【实训学时】 1学时。

【实训方法与结果】

(一)实训方法

1. 案例分析。
2. 识别人格障碍的症状。

3. 角色扮演，对不同类型人格障碍病人进行护理。

（二）实训结果

1. 能识别出常见人格障碍患者的典型症状。
2. 能对人格障碍病人进行护理。
3. 体现关心、爱护病人的高级情感。

【实训评价】

1. 是否能正确、全面说出常见人格障碍的症状。
2. 是否能对病人实施优质的护理。
3. 是否体现出关心、爱护病人的高级情感。

中英文名词对照索引

G

H

J

K

S

T

W

X

Y

参考文献

1. 中华医学会精神科分会 . 中国精神障碍分类与标准（ccmd-3）. 3 版 . 山东：山东科学技术出版社，2001.

2. 李丽华 . 心理与精神护理 . 2 版 . 北京：人民卫生出版社，2009.

3. 沈渔邨 . 精神病学 . 5 版 . 北京：人民卫生出版社，2010.

4.（美）赫尔斯（Hales，R.E.）. 精神病学教科书 . 北京：人民卫生出版社，2010.

5. 李凌江 . 精神科护理学 . 2 版 . 北京：人民卫生出版社，2009.

6. 江开达 . 精神病学 . 2 版 . 北京：人民卫生出版社，2010.

7. 沈渔邨 . 精神病学 . 5 版 . 北京：人民卫生出版社，2010.

8. 曾慧 . 精神科护理 . 北京：高等教育出版社，2010.

9. 精神科护理学 . 2 版 . 北京：人民卫生出版社，2010.

10. 周意丹 . 精神科护理 . 2 版 . 北京：人民卫生出版社，2011.

11. 郝伟 . 精神病学 . 6 版 . 北京：人民卫生出版社，2011.

12. 袁爱娣 . 精神卫生护理 . 北京：高等教育出版社，2012.

13. 余雨枫 . 精神科护理学 . 北京：人民卫生出版社，2012.

14. 刘哲宁 . 精神科护理学 . 3 版 . 北京：人民卫生出版社，2012.

15. 陈树，申丽静 . 精神科护理学 . 北京：中国科学技术出版社，2012.

16. 郝伟，于欣 . 精神病学 . 7 版 . 北京：人民卫生出版社，2013.

17. 沈渔邨 . 精神科学 . 5 版 . 北京：人民卫生出版社，2013.

18. 马凤杰 . 精神科护理学 . 2 版 . 北京：人民卫生出版社，2013.

19. 吴黎明 . 精神科护理 . 3 版 . 北京：江苏科学技术出版社，2014.

20. 李雪荣 . 儿童精神医学 . 湖南：湖南科学技术出版社，2014.

21. 雷慧 . 精神科护理学 . 3 版 . 北京：人民卫生出版社，2014.

22. 曾慧 . 精神科护理 . 2 版 . 北京：高等教育出版社，2015.

23. 沈丽华 . 心理与精神护理 . 3 版 . 北京：人民卫生出版社，2015.

24. 武跃明 . 精神科护理学 . 3 版 . 西安：第四军医大学出版社，2015.

25. 晏志勇 . 心理与精神科护理 . 武汉：华中科技大学出版社，2015.

26. 陈宜刚 . 心理与精神护理 . 2 版 . 北京：第二军医出版社，2015.

27. 张翠华 . 精神科护理 . 北京：人民卫生出版社，2016.

28. 郭兰婷 . 郑毅 . 儿童少年精神病学 . 2 版 . 北京：人民卫生出版社，2016.

29. 江开达 . 精神病学 . 7 版 . 北京：人民卫生出版社，2017.

30. 刘哲宁，杨芳宇 . 精神科护理学 . 4 版 . 北京：人民卫生出版社，2017.